SALVESTROLE

Die Antwort der Natur auf Krebs

Der Zusammenhang zwischen Ernährung und Krebs

Brian A Schaefer

Salvestrol® ist ein eingetragenes Markenzeichen von Salvestrol Natural Products Ltd.

Bibliothek und Archive Kanada für die Katalogisierung von Veröffentlichungen

Salvestrole: Die Antwort der Natur auf Krebs

Enthält bibliografische Literaturverweise und einen Index.
ISBN 978-0-9783274-1-5

1. Phytochemikalien--Gesundheitliche Aspekte. 2. Krebs--Prävention.
3. Krebs--Diättherapie. 4. Resveratrol--Gesundheitliche Aspekte.
5. Obst--Therapeutische Verwendung. 6. Gemüse--Therapeutische Verwendung. I. Titel.

RC262.S37 2007   616.99'40654   C2007-901942-0

Buchumschlagfoto: © margouillat - 123rf.com
Buchumschlaggestaltung: Natalie Leora Jensen (Foundation OrthoKnowledge)

Veröffentlicht in Kanada.

Der nächsten Generation gewidmet,
die eine nie versiegender Quelle
der Inspiration und Freude ist.
Möge Krebs für sie nicht schlimmer sein,
als eine Erkältung für unsere Generation war.

HAFTUNGSAUSSCHLUSS

Schaden, der direkt oder indirekt durch die in diesem Buch enthaltenen Konzepte oder Informationen verursacht oder angeblich verursacht wird.

VORWORT

Gleich zu Beginn möchte ich es zugeben: Ich bin kein
Arzt. Meine vielversprechende medizinische Karriere fand
im Alter von fünf Jahren ein jähes Ende, als ich bei der
Ausübung ärztlicher Tätigkeiten ohne Approbation in
der Garage meiner Eltern erwischt wurde. Zu meiner
Verteidigung möchte ich anmerken, dass sich der Patient
unter meiner Obhut bester Gesundheit erfreute. Damals
wollte jedoch niemand auf die Stimme der Vernunft hören.

Derzeit arbeite ich in der Software-Industrie, vorrangig
mit Software für die Labormedizin, die auf künstlicher
Intelligenz basiert: Diese Software unterstützt Ärzte mit
bewährten, praxisorientierten Richtlinien und der Erfahrung klinischer Pathologen bei der Bestellung und Aus-
wertung von Labortests für ihre Patienten. So bringt die
Software das pathologische Fachwissen vom Labor direkt
zum Patienten. Meine Arbeit führt mich regelmäßig nach
England, da die europäischen Gesundheitsministerien an
der wirtschaftlichen und medizinischen Effizienz derarti-
ger Systeme sehr interessiert sind. Meine Arbeit erfordert
u. a. viel Zeit für das Lesen medizinischer Literatur und
Neuveröffentlichungen im Allgemeinen, insbesondere aber
der britischen medizinischen Literatur und Nachrichten.

Als ich im Juli 2001 in England war, stieß ich auf
einen höchst interessanten Nachrichtenartikel: BBC News

Health, Friday, 27 July, 2001, 17:09 GMT 18:09 UK, Cancer drug raises hopes of cure, http://news.bbc.co.uk/1/hi/health/1460757.stm Mein Vater war einige Monate zuvor an Krebs gestorben, und alles, was mit der Hoffnung von Krebspatienten auf Heilung im Zusammenhang stand, weckte mein Interesse.

Der Artikel behandelte die Arbeit eines englischen Medizinchemikers, Professor Gerry Potter. In seiner Arbeit wich er deutlich von den meisten Abhandlungen ab, die ich zum Thema Krebsforschung gelesen hatte. Also suchte ich nach weiterer Literatur zu dieser Arbeit. Meine Suche führte mich zwangsläufig zu den Forschungsarbeiten seines engen Kollegen Professor Dan Burke. Mich faszinierten die Forschungsarbeiten dieser zwei Männer außerordentlich und ich erkannte, dass sie für die Zukunft von Krebspatienten weitaus mehr Bedeutung hatten als alles, was ich zuvor gelesen hatte.

Ich nahm Kontakt zu Professor Potter auf, um mehr über seine Forschung zu erfahren. Dieser erste Kontakt ermöglichte es mir glücklicherweise, Professor Dan Burke, Anthony Daniels und viele weitere Mitglieder dieses Forschungsteams kennenzulernen. Die sich daraus ergebende Freundschaft bot mir die Gelegenheit, den außergewöhnlich schnellen Fortschritten ihrer Forschungsaktivitäten detailliert folgen zu können.

Ihre Forschungsarbeiten haben zu einer Erklärung des Zusammenhangs zwischen Ernährung und Krebs auf molekularer Ebene mit offenkundigen Auswirkungen für Krebspatienten oder krebsgefährdeten Personen geführt. Jedoch ist die Forschung dieses Teams außerhalb der Grenzen Englands und insbesondere außerhalb englischer Forscherkreise kaum bekannt. Das vorliegende Buch soll der Öffentlichkeit diese Forschungsarbeiten kurz und bündig sowie in verständlicher Sprache vorstellen. Hoffentlich gelingt es mir, meine Leser für diese Forschungsarbeiten zu begeistern, und – noch wichtiger – einige der Erkenntnisse zu vermitteln, die mich so faszinieren.

DANKSAGUNG

Vielen Dank an Lorna Hancock von der Health Action Network Society für die Fotografien von Prof. Gerry Potter, Prof. Dan Burke und Anthony Daniels.

Ebenfalls Dank an Doug Robb für die ‚Klostergeschichte'.

Dank auch an Gerry Potter, Dan Burke, Anthony Daniels und die Health Action Network Society für ihre Vortragsreihen und DVDs, mit denen sie diese Forschungsarbeit der kanadischen Öffentlichkeit präsentiert haben.

Vielen Dank an Iraida Garcia und Mikel Iturrioz für ihre Übersetzung dieses Buchs ins Spanische. Iraida spricht jetzt fließend Spanisch, Englisch und Kanadisch!

Ich möchte Isabelle Eini, Kathy Thammavong, Ian Morrison, Cassandra Miller, Mike Wakeman, Katolen Yardley, Graham Boyes, Catherine Dooner, Frances Fuller, Luke Daniels, Helen Bailey, Robbie Wood, Darragh Hammond, Dominic Galvin, David Vousden, Tommy & Irene Kobberskov, Kevin Coyne, Jim Stott und Mikel Iturrioz für ihre wertvollen Kommentare zu den verschiedenen Fassungen dieses Buchs danken.

Vielen Dank an Gerry Potter für seine freundliche Genehmigung, die ‚Grün- und Rot-Diät' in diesem Buch mit den Abbildungen 1 und 2 abdrucken zu dürfen. Dank an Dan Burke für seine freundliche Genehmigung, die Abbildung zum stillen Krebswachstum (Abbildung 3) verwenden zu dürfen, und Dank an Anthony Daniels von Nature's Defence für seine freundliche Genehmigung, einige der ‚Salvestrolreichen Rezepte‘ in diesem Buch abdrucken zu dürfen.

Nicht zuletzt danke ich Bev, Meg und Sam für ihre Unterstützung, Ermutigungen und Anregungen, während ich an der Vollendung dieses Buchs arbeitete.

„Iss dein Gemüse."

❖ MAMA (IMMER WIEDER, AN DEN
UNTERSCHIEDLICHSTEN TAGEN)

INHALTSVERZEICHNIS

1.
EINFÜHRUNG

„Die Medizin des zwanzigsten Jahrhunderts hat im
Kampf gegen den Krebs kläglich versagt ... und die
üblichen Behandlungsmethoden werden auch in
Zukunft fehlschlagen. Die neue Molekularbiologie,
das so genannte Human-Genom-Projekt, ist jedoch
ein entscheidender Durchbruch. Der Schlüssel
hierfür sind Targets – Moleküle, die in Krebszellen
vorhanden sind, in gesunden Zellen jedoch so
gut wie nie zu finden sind. Wird solch ein Target
oder Tumormarker nachgewiesen, kann eine
Behandlungsmethode entwickelt werden."

❖ DAN BURKE, PH.D.

Bücher über Krebs beginnen gewöhnlich mit Angaben und
Statistiken zum Vorkommen der Erkrankung und insbeson-
dere mit Inzidenzraten zu den häufigsten Krebserkrankungen.
Oftmals werden auch Fünf-Jahres-Überlebensraten und
Diskussionen über die Milliarden Dollar angeführt, die über
Wohltätigkeitsveranstaltungen eingenommen und in die
Krebsforschung investiert werden.

Heutzutage brauchen wir so etwas nicht mehr zu lesen. Krebs gehört zu unserem täglichen Leben. Wir sehen Werbung der Krebshilfe zur Hauptsendezeit, und in den meisten Städten errichtete man wunderschöne neue Gebäude, die dem Krebs gewidmet sind. Ich vermute, dass in den Industrieländern jeder Erwachsene einen Angehörigen, engen Freund oder Bekannten hat, der an Krebs erkrankte oder an Krebs gestorben ist. Die meisten Leute, jung oder alt, werden diese Erfahrung sogar mehrfach machen.

Demzufolge wissen wir, wie lange unsere Freunde und Angehörige noch leben, nachdem sie die Krebsdiagnose erhielten.

Bringt man das Thema Krebs zur Sprache, wenn man mit Freunden auf dem Schulhof, dem Fußballplatz, dem Reiterhof oder im Boxclub spricht, bekommt man solche oder ähnliche Geschichten zu hören:

„Eine Mutter in unserer Nachbarschaft fühlte sich vor einiger Zeit nicht gut. Sie ging zum Arzt, und nach einigen Tests wurde bei ihr Krebs festgestellt. Sie starb noch während der Chemo- und Strahlentherapie, nur drei Wochen, nachdem sie die Diagnose erhalten hatte! Sie war erst dreiundvierzig!"

„Einer meiner besten Freunde ist auch gerade an Krebs gestorben. Er hatte die Chemotherapie und eine große Nierenkrebs-Operation hinter sich und man sagte ihm, dass alles gut aussähe. Um die gute Nachricht zu feiern, beschlossen er und seine Frau, ein zweites Kind zu bekommen. Bei einem Termin bei der Leiterin der Abteilung für nephrologische Onkologie sagte er zu der Ärztin, der Chirurg hätte gesagt, er wäre krebsfrei, und daher frage er sich, warum dieser Termin erforderlich sei. Sie lachte nur und sagte:‚ Sie werden innerhalb eines Jahres wieder mit Knochenkrebs hier sein, und daran werden sie dann sterben. ‛Er starb an

Knochenkrebs, noch bevor das zweite Kind geboren war! Nachdem die Leiterin der nephrologischen Onkologie ihm so brutal die Diagnose mitgeteilt hatte, nannte er sie nur noch 'Dr. Tod'."

„Das erinnert mich an meine Freundin. Bei ihr wurde Lymphdrüsenkrebs festgestellt. Sie unterzog sich vielen Chemotherapien, einer vollständigen Strahlenbehandlung und einer Knochenmarktransplantation. Man sagte ihr, alles sähe gut aus. Ihre Familie gab ein großes Fest. Ungefähr eine Woche nach dem Fest, wurden bei ihr mehrere Tumore im Verdauungstrakt diagnostiziert und sie starb innerhalb weniger Monate."

„Mein Vater starb an Krebs. Er wurde in eine gerontologische Klinik aufgenommen, da seine Beweglichkeit durch eine Reha verbessert werden sollte. Die Reha-Maßnahmen schlugen jedoch nicht an, und man entdeckte Krebs in seinen Lungen und in seinem Rücken. Man bestrahlte den Tumor in seiner Wirbelsäule, informierte ihn vor der Behandlung jedoch nicht darüber, dass der Tumor sich zunächst vergrößern und erst anschließend möglicherweise verkleinern würde. Da sich der Tumor durch die Bestrahlung vergrößerte, wurden die Schmerzen unerträglich und er musste hohe Morphiumdosen nehmen. Daran starb er innerhalb weniger Wochen."

[Diese Geschichten wurden dem Autor von Freunden und Verwandten erzählt. Sie wurden entsprechend angepasst, damit sie sich besser lesen lassen und die Privatsphäre geschützt bleibt.]

Man braucht uns nicht von Frauen mit Brustkrebs, Männern mit Prostatakrebs oder Menschen mit Darmkrebs zu erzählen, denn wir kennen sie. Wir standen an ihren Krankenbetten im Krankenhaus und waren auf ihren Beerdigungen. Wir standen an Krankenbetten im Krankenhaus und waren auf den Beerdigungen derjenigen, die an Gehirntumoren, Leukämie, Eierstockkrebs und anderen Krebsarten erkrankten. Ihre Geschichten sind Teil unserer Gespräche, während wir unseren Kindern beim Fußball oder Hockey oder anderen Beschäftigungen zusehen. Die Geschichten dieser Menschen hinterlassen bei uns den Eindruck, dass, wenn Krebsagenturen Flugreisen anbieten würden, nur wenige Reisende ihr Ziel erreichen würden und die Mahlzeiten schlecht wären!

Bei einem dieser Gespräche hörte ich eine völlig andere Krebsgeschichte. Der Freund, mit dem ich sprach, erzählte immer etwas andere Geschichten, und diese eine stimmte tatsächlich. Einige Menschen haben nun einmal ein Leben, das für gute und andere Geschichten sorgt:

„Vor vielen Jahren, als wir alle noch keine Kinder hatten, flogen meine Freunde und ich auf der Suche nach Spaß, Frauen und Abenteuer nach Asien. Einer meiner Freunde fand Gefallen am dortigen Leben, blieb dort und fand einen Job in Hongkong. In Hongkong jagte er weiterhin Spaß, Frauen und Abenteuern hinterher, auch lange nachdem meine Freunde und ich nach Hause zurückgekehrt waren, geheiratet und Familien gegründet hatten. Er führte ein Leben, um das ihn viele junge Männer beneiden. Er verdiente jede Menge Geld, hatte viele Freundinnen, war mit vielen Barkeepern und Kellnern in den unterschiedlichsten Establishments gut bekannt und reiste viel herum. Seine Philosophie lautete: ‚Verdiene Geld, genieße das Geld'. Ich fand es immer beruhigend, dass es tatsächlich jemanden gab, der diese Art des Lebens genoss.

Irgendwann fühlte sich mein Freund nicht wohl und ahnte, dass es nicht nur ein Kater war. Er ging zum Arzt und nach einigen umfangreichen Tests teilte man ihm mit, dass er Krebs im Endstadium habe und seine Angelegenheiten regeln solle – andere Angelegenheiten als die, mit denen er sich bislang befasst hatte!

Nach dieser Mitteilung dachte sich mein Freund ‚Oh Mist, ich sterbe und bin noch nicht einmal in dem Alter, in dem man normalerweise über Dinge wie Sterben, Erbe oder Spiritualität nachdenkt. Ich muss mich zurückziehen und einen Ort finden, an dem ich über diese Dinge nachdenken kann.‘ (Sollte jemals ein Film über diesen Mann gedreht werden, wäre Hugh Grant die Idealbesetzung der Hauptrolle!)

Angesichts seines bisherigen Lebensstils traf mein Kumpel eine für ihn ungewöhnliche Entscheidung. Er wusste, dass es im Osten viele Klöster gab, und vermutete, dass es friedvolle Orte seien, an denen ein Mann seine Gedanken ordnen könnte. Also begann er mit der Suche nach einem solchen Kloster, schilderte den Mönchen seine Situation und fragte sie, ob er eine Weile bleiben könne, um über seine Situation und sein Leben im Allgemeinen nachzudenken.

Die Mönche nahmen ihn ins Kloster auf, stellten jedoch die Bedingung, dass er nur genau das aß, was sie ihm gaben. Die Mönche erstellten einen Ernährungsplan für ihn, der fast ausschließlich aus Obst und Fruchtsäften bestand, die er täglich im Überfluss bekam. Nach anderthalb Jahren verließ er das Kloster und war völlig krebsfrei!"

Sie müssen zugeben, dass diese Krebsgeschichte deutlich schöner ist als die vorherigen! Eine optimistische Krebsgeschichte – nun, das macht Mut!

Sie denken vielleicht ‚Wie ist das möglich? Wie war es möglich, dass die Art der Ernährung eine derart positive Auswirkung auf den Gesundheitszustand des Freundes hatte? Wie konnten die Mönche wissen, was sie ihm zu essen geben sollten?‘

Im folgenden Kapitel werde ich die Erkenntnisse zweier englischer Krebsforscher, einem Pharmakologen und einem Medizinchemiker, präsentieren, die diese Kloster-Krebsgeschichte wissenschaftlich erklären. Ich werde die einzelnen Entdeckungen der Forscher veranschaulichen und beschreiben, wie sie zusammenfanden und eine ernährungswissenschaftliche Theorie zur Krebsbekämpfung und eine Behandlungsmethode entwickelten, die uns allen zugänglich ist. Diese Theorie basiert auf einem Mechanismus, der den Zusammenhang zwischen Ernährung und Krebs erklärt. Denn ich bin davon überzeugt: Je mehr Menschen von diesen Erkenntnissen erfahren, umso öfter werden wir uns Geschichten wie diese ‚Klostergeschichte' erzählen und umso seltener die bislang vertrauten Krebsgeschichten.

Ich hoffe, dass Sie nach der Lektüre des Buches verstehen, warum die Mönche für diesen Mann genau das Richtige taten, und dass Sie die wissenschaftlichen Erkenntnisse verstehen, die erklären, wie die von den Mönchen gewählte Nahrung den Krebs heilen konnte. Mit diesem Verständnis werden Sie in der Lage sein, ihre Ernährung gesundheitsorientiert umzustellen, ohne in ein Kloster gehen zu müssen!

Zunächst möchte ich Ihnen die zwei entscheidenden Wissenschaftler vorstellen: Professor Gerry Potter und Professor Dan Burke.

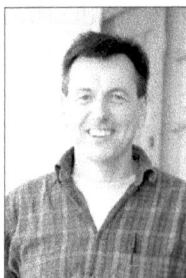

PROFESSOR GERRY POTTER

Gerry Potter ist Professor für Klinische Chemie an der Fakultät für Pharmazie der De Montfort Universität in Leicester, England. Hier leitet er eine Forschungsgruppe, die an der

Entwicklung und Entdeckung von tumorselektiven Wirkstoffen für eine sichere Krebsbehandlung arbeitet.

Professor Potter machte seine erste Erfahrung mit Krebs im Alter von vier Jahren, als seine Tante an Krebs starb. Diese Erfahrung hatte einen tief greifenden Einfluss auf seine spätere Karriere.

Er nahm ein Chemiestudium auf und erstellte im Abschlussjahr eine Arbeit über Anti-Krebswirkstoffe. Diese Arbeit führte ihn an die Universität von Manchester, an der er Cytochrom P450-Enzyme untersuchte. Er promovierte am Fachbereich Klinische Chemie des Instituts für Krebsforschung an der Universität London. Im letzten Jahr seines Promotionsstudiums wurde Professor Potter mit dem SmithKlineBeecham-Preis für Chiralität bei der Entwicklung und Synthese von Arzneistoffen ausgezeichnet.

Nach seiner Promotion entwickelte und synthetisierte Dr. Potter selektive Wirkstoffe gegen Brust- und Prostatakrebs am Institut für Krebsforschung. Sein Wirkstoff gegen Prostatakrebs, Abirateronacetat, erhielt kürzlich die Marktzulassung als Arzneimittel für die Last-Line-Therapie von Prostatakrebs (zu diesem Zeitpunkt ist es extrem schwer, die Zulassung eines Wirkstoffs für eine First-Line-Therapie zu erhalten, ungeachtet der Wirkstoffeffizienz). Dieser Wirkstoff ist ein eigentlich ein Enzym-Inhibitor, keine Chemotherapie per se. CYP 17 ist ein humanes Enzym, das an der Androgen- und Östrogen-Biosynthese beteiligt ist. Abirateron hemmt dieses Enzym und katalysiert die Biosynthese. Abirateron durchläuft derzeit das letzte klinische Prüfverfahren und die Ergebnisse sind bisher sehr erfolgsversprechend *(Attart, et al., 2009)*.

Seine Arbeit führte ihn anschließend nach Cambridge, wo er die Entwicklung der chiralen Anti-Krebswirkstoffe (Verbindungen mit unterschiedlichen links- und rechtsgewundenen

Formen) fortsetzte. Während seiner Arbeit in Cambrigde erhielt er den Award für Industrielle Innovationen der Royal Society of Chemistry. Im gleichen Jahr wurde ihm eine Professur an der De Montfort Universität angeboten. Vor Kurzem wurde Professor Potter zum dritten Mal mit dem Award für Industrielle Innovationen der Royal Society of Chemistry für seine Entwicklung von Abirateronacetat ausgezeichnet. Er ist der einzige Wissenschaftler, der diesen Award mehrfach erhielt *(Schaefer, B., 2012)*.

Die gesammelten Erfahrungen deuteten auf eine Vielzahl von Mängeln an den bekannten Anti-Krebswirkstoffen hin und trugen dazu bei, sein zentrales Forschungsthema zu formulieren. Die konventionellen Antikrebsmittel wirken generell toxisch, sie weisen also keine Selektivität auf. Wie Stellman und Zoloth in ihrem Werk zur Literatur über Krebs hervorheben, stellen Chemotherapeutika berufsbedingte Gefahren dar: „Es gibt keinen Raum für Spekulationen über die Toxizität der meisten Krebs-Chemotherapeutika" *(Stellman, JM; Zoloth, SR, 1986)*.

Die meisten dieser Chemotherapeutika wirken sowohl auf gesundes Gewebe als auch auf Tumorgewebe toxisch (z. B. Methotrexat) *(Potter, G., 2005)*. Einige wirken auf gesundes Gewebe deutlich toxischer als auf Tumorgewebe (z. B. Taxol, Doxorubicin, 5-Fluorouracil) *(Potter, G., 2005)*. Andere wiederum sind karzinogene Tumorpromotoren (z. B. Chlorambucil, Melphalan), andere sind sowohl karzinogen als auch mutagen, so dass sie eine Induktion des höchst aggressiven sekundären Krebs auslösen können *(Potter, G., 2005)*. Untersuchungen zu den Gesundheitsrisiken einer berufsbedingten Exposition von (anti-neoplastischen) Anti-Krebswirkstoffen belegen ein erhöhtes Krebsrisiko des Pflegepersonals, das diesen Wirkstoffen ausgesetzt ist, sowie eine erhöhte Inzidenz spontaner Aborte oder Fehlbildungen bei den Nachkommen von Krankenschwestern in der Onkologie *(Sorsa, et al., 1985; Skov, et al., 1990: Skov, et al., 1992)*.

Professor Potter hat insgesamt mehr als 60 Forschungsarbeiten veröffentlicht. Seine Forschung hat zu einer Patentierung von 20 Anti-Krebswirkstoffen geführt. Ein zentrales Thema seiner Forschung ist die Suche nach Anti-Krebswirkstoffen, die selektiv und für gesundes Gewebe unbedenklich sind. Diese Forschung hat Professor Potter vor Kurzem dazu inspiriert, nach natürlichen Anti-Krebswirkstoffen zu suchen, die selektiv und effektiv sind und keine Nebenwirkungen haben. Diese neue Forschung bildet die Grundlage für das ‚Salvestrol-Konzept', den Schwerpunkt dieses Buches.

PROFESSOR DAN BURKE

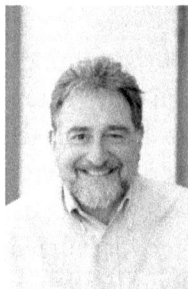

Dan Burke ist emeritierter Professor für Pharmazeutischen Metabolismus, nachdem er kürzlich das Amt des Dekans der Naturwissenschaften an der Universität Sunderland niederlegte. Zurzeit ist er Forschungsleiter des Unternehmens Nature's Defence (UK) Ltd., in Syston, Leicester, England.

Professor Burke hat sich beruflich der Krebsforschung verschrieben. Seine wichtigsten Forschungsbereiche umfassen die Ursachen, die Detektion, die Prävention und die Behandlung von Krebs.

Er studierte Biochemie und schloss sein Studium an der Universität London mit Auszeichnung ab. So erhielt er einen Promotionsstudienplatz an der Universität Surrey, wo er seine Forschungen am Arzneimittel-Metabolismus fortsetzte.

In den siebziger Jahren entwickelte Professor Burke eine Reihe biochemischer Tests, die sogenannten EROD-Tests (Äthoxyresofurin-O-Deäthylase). Diese Tests sind die wichtigste Methode zur Quantifizierung der Aktivität von CYP-Enzymen, und Prof. Burke begründete die gesamte Entwicklungsarbeit. Die EROD-Tests sind fundamentale Forschungsinstrumente, die weltweit in Industrie und Wissenschaft zur Erleichterung wissenschaftlicher Forschungen genutzt werden.

Professor Burke arbeitete fast zwanzig Jahre an der medizinischen Abteilung der Universität Aberdeen. Hier wurde ihm eine Professur angeboten, und er machte sich einen Namen als Experte auf dem Gebiet des Metabolismus, der Toxizität und der Interaktion von Arzneimitteln und Umweltchemikalien. Er spezialisierte sich insbesondere auf das Cytochrom P450-Enzymsystem. Seine Forschungsgruppe entdeckte, dass das Enzym CYP1B1 in Krebszellen anzutreffen ist, in gesundem Gewebe jedoch nicht. Diese Entdeckung führte weltweit zu neuen Forschungsansätzen zur Krebserkennung, zur Entwicklung neuer Arzneimittel und Antikrebs-Impfstoffen.

Nach seiner Tätigkeit in Aberdeen wurde er Leiter des Bereichs Pharmazie an der De Montfort Universität. Hier erweiterte Professor Burke seinen Forschungsbereich auf den Metabolismus, die Toxizität und die Interaktion natürlicher Verbindungen; dabei konzentrierte er sich insbesondere auf die Rolle der Cytochrom P450-Enzyme bei diesen Prozessen.

Professor Burke veröffentlichte in seiner 35-jährigen Karriere über 200 Forschungsarbeiten. Die Pionierarbeit von Professor Burke zum CYP1B1-Enzym führte letztlich zur Entwicklung des Salvestrol-Konzepts.

2.
DIE ENTDECKUNG EINES UNIVERSELLEN TUMORMARKERS

„Wer behauptet, es sei nicht möglich, etwas zu tun,
sollte diejenigen nicht aufhalten, die es tun."

❖ GEORGE BERNARD SHAW

Die Entwicklung neuer Methoden zur Krebsbehandlung und die Entdeckung neuer Tumormarker orientieren sich viel zu oft nur an einzelnen Krebsarten. Jeder einzelne von uns hat schon zahllose Berichte über neue Behandlungsmethoden bei Brustkrebs, Prostatakrebs und dergleichen gehört oder gelesen. Forschungsteams widmen sich meist nur einzelnen Krebserkrankungen, und je mehr Gelder für Forschungszwecke zur Verfügung stehen, desto mehr Forschungszentren werden eröffnet, in denen einzelne Krebsarten erforscht werden.

Vor diesem Hintergrund bleibt die Suche nach dem „Heiligen Gral" der Krebsforschung zweigeteilt: Erstens geht es um die Entdeckung eines spezifischen „Targets" (Zielort, Bindungsstelle) für die therapeutische Intervention, das bei einer Vielzahl von Krebsarten ungeachtet ihrer onkogenen Ursprünge und in allen Stadien der Krebserkrankung – von dysplastisch bis metastatisch – genutzt werden kann, und zweitens um die Entdeckung eines spezifischen Tumormarkers, um die Krebsprogression oder -regression feststellen und verfolgen zu können. In der heutigen Zeit ist die Entdeckung eines solchen „Heiligen Grals" in der Krebsbehandlung wohl genauso kompliziert wie die Suche nach dem „Heiligen Gral" in der Artussage.

In den vergangenen zehn Jahren wurden Cytochrom P450-Enzyme oder CYP-Enzyme (ausgesprochen als 'sip'-Enzyme) verstärkt erforscht. Mittlerweile wurden 57 P450- Gene und 29 Pseudogene beim Menschen identifiziert *(McFadyen MCE, et al., 2004)*. Viele weitere Enzyme existieren in anderen Organismen.

Zu den Cytochrom P450-Enzymen zählt eine Vielzahl von Enzymen, die in der gesamten Natur vorkommen. Inzwischen wurden ungefähr 3.800 dieser Enzyme identifiziert. Sie kommen im Menschen, in Säugetieren, Fischen, Pflanzen, Pilzen, Bakterien usw. vor. Das größte Interesse der Krebsforscher wecken die 57 Cytochrom P450-Enzyme, die im menschlichen Organismus anzutreffen sind.

Diese Enzyme besitzen ein Eisen-Ion als Zentralatom, das verschiedene, in den Körper eingedrungene Stoffe oxidiert – daher werden diese Enzyme auch als „Häme" bezeichnet. Durch die Oxidation oder die Hydroxylierung können diese Enzyme viele pharmazeutische Wirkstoffe und Giftstoffe in wasserlösliche Substanzen umwandeln. In der Evolutionsgeschichte des Menschen hatten diese CYP-Enzyme die Aufgabe, natürliche Giftstoffe aus dem Körper auszuschwemmen. In der heutigen Zeit handelt es sich dabei in erster Linie um Arzneimittelstoffe und chemische Giftstoffe. Für den Metabolismus (das „Verstoffwechseln") pharmazeutischer Wirkstoffe und Giftstoffe durch CYB-Enzyme interessieren sich Forscher weltweit. Ohne die CYB-Enzyme würde unser Körper vermutlich von einer Überdosis an Pharmazeutika, Giftstoffen und ähnlichem überschwemmt.

Eines der CYP-Enzyme besitzt neben der Fähigkeit, Arzneimittelstoffe und Giftstoffe zu metabolisieren, eine weitere Eigenschaft – eine Eigenschaft, die immense Auswirkungen auf die Krebsforschung hat. Das CYP1B1-Enzym (ausgesprochen als ‚sip eins B eins') unterscheidet sich von anderen CYP-Enzymen dadurch, dass es nur in Krebszellen vorhanden ist und in gesunden Gewebezellen vollständig fehlt.

Vor etwa einem Jahrzehnt berichtete ein Forschungsteam unter Leitung von Professor Dan Burke am Institut für Pathologie der Universität Aberdeen, Schottland, dass CYP1B1 in Weichteilsarkomen nachgewiesen werden konnte (*Murray GI., et al., 1993*), in gesundem Gewebe hingegen nicht. Dies war zweifelsohne eine interessante Entdeckung, das Forschungsteam benötigte jedoch noch einige Jahre, bis das Interesse der internationalen Forschungsgemeinschaft geweckt und diese von der Bedeutung von CYP1B1 überzeugt werden konnte.

Im Jahr 1995 berichtete das gleiche Forschungsteam, dass CYP1B1 in Brustkrebstumoren *(McKay J., et al. 1995)* nachgewiesen wurde. 1997 gab das Team um Professor Burke bekannt, dass CYP1B1 in einer Vielzahl von Krebstumoren, u. a. in Tumoren in Brust, Dickdarm, Lunge, Speiseröhre, Haut, Lymphknoten, Gehirn und Hoden nachgewiesen worden sei, in gesundem Gewebe hingegen nicht *(Murray GI., et al., 1997)*. Aufgrund dieser Veröffentlichungen untersuchten Forscher weiterhin Krebszellen auf das Vorhandensein von CYP1B1. Das CYP1B1-Enzym wird in sämtlichen bislang untersuchten Krebszellen exprimiert und zeichnet sich dadurch aus, dass es in Krebszellen vorhanden ist und in gesunden Gewebezellen nicht.

Diese Forschungsergebnisse lassen die Schlussfolgerung zu, dass CYP1B1 sowohl ein universelles Krebstarget für die therapeutische Intervention als auch ein universeller Marker für die Aufspürung von Krebs und das Monitoring der Krebsprogression- oder regression sein könnte. Wie unglaublich diese Entdeckung auch sein mag – über die Entdeckung von CYP1B1 gibt es noch vieles mehr zu berichten.

CYP1B1 liegt nicht nur in den Zellen sämtlicher bislang untersuchter Krebsarten vor, sondern auch in allen Stadien der Krebserkrankung, angefangen von präkanzerogenen, dysplastischen Zellen bis hin zu primären Krebszellen und deren Metastasen *(McFadyen MCE., et al., 2001, Gibson, P. et al., 2003)*. Damit ist bewiesen, dass CYP1B1 eine inhärente Eigenschaft von Krebszellen ist. (In Anhang 1 finden Sie eine allgemeine Übersicht über die Krebsarten, die laut wissenschaftlicher Literatur eine CYP1B1-Expression aufweisen).

Diese Eigenschaft von CYP1B1 ist praktisch der „Heilige Gral" in der Krebsforschung. CYP1B1 bildet die Grundlage für eine breit gefächerte therapeutische Intervention – von der Krebsprävention über die Behandlung im fortgeschrittenen Stadium mit Metastasenbildung bis hin zum Monitoring der Krebsprogression und -regression.

DIE IMMUNHISTOCHEMISCHE FÄRBUNG VON CYP1B1

Forscher screenen Zellen auf das Vorhandensein von CYP1B1 oder vergleichen die CYP1B1-Werte verschiedener Krebsarten mit der immunhistochemischen Färbung von CYP1B1.

Eine Gewebeprobe wird entweder bei einer Biopsie oder einem chirurgischen Eingriff zur Tumorentfernung gewonnen. In der Regel erhalten die Wissenschaftler die Gewebeproben von Gewebebanken und fixieren in einem ersten Schritt diese Probe. Dabei handelt es sich um ein Verfahren, in dem die Probe gefestigt wird. Durch Hinzugabe von Wachs oder eines anderen Festigungsmittels werden sehr dünne Gewebeschnitte (Mikrotome) für die mikroskopische Untersuchung gewonnen.

Nach der Fixierung wird ein Mikrotom hergestellt und mit einem Antikörper gegen CYP1B1 behandelt. Der Antikörper bindet sich an CYP1B1, jedoch nicht an Zellen, die kein CYP1B1 exprimieren. Jetzt wird ein Sekundärantikörper mit einem schwarzen oder braunen Farbstoff vorbereitet. Der Sekundärantikörper ist ein Antikörper, der sich gegen den Primärantikörper (den CYP1B1-Antikörper) richtet, und mit diesem angefärbten Sekundärantikörper wird nun die Probe behandelt. Der angefärbte Antikörper bindet sich an den CYP1B1- Antikörper, der sich wiederum an das CYP1B1-Enzym bindet. In dieser Zwei-Schritt-Methode werden die CYP1B1-Enzyme je nach verwendetem Farbstoff schwarz oder braun angefärbt. Das Mikrotom wird anschließend mit einem violetten Farbstoff vorbereitet, der die gesunden Zellen violett färbt, um so einen deutlichen Kontrast zu erzeugen.

Bei der mikroskopischen Untersuchung des Mikrotoms ist eine Vielzahl an schwarzen bzw. braunen Zellen erkennbar. Dank dieses deutlich sichtbaren Kontrasts können die Wissenschaftler das Vorhandensein der CYP1B1-Enzyme sowie deren Expressionsgrad ermitteln. Mit Hilfe dieses Verfahrens gelang der Nachweis, dass das CYP1B1-Enzym in sämtlichen Krebsstadien und in allen untersuchten Krebsarten vorliegt, jedoch nicht in gesundem Gewebe.

Zurzeit gibt es keinen Bluttest zum Nachweis von CYP1B1 auf dem Markt. Es wird jedoch daran geforscht, einen minimalinvasiven Test zu entwickeln, der in einem der nachfolgenden Kapitel erläutert wird.

CYP1B1: PROBLEM ODER LÖSUNG?

Die Entdeckung von CYP1B1 wirft folgende Frage auf: „Ist die zuvor beschriebene inhärente Eigenschaft von Krebszellen ein Problem oder ist sie die Lösung?" Bei der Suche nach einer Antwort auf diese Frage begannen Forschungsteams, die Stoffwechselaktivität von CYP1B1 zu untersuchen, und gelangten zu überraschenden Ergebnissen.

Zu den ersten Ergebnissen zählt der Nachweis, dass Antikrebsmittel wie Docetaxel, Tegafur und Flutamid von CYP1B1 metabolisiert werden *(Rochat B., et al., 2001; Michael M., et al., 2005)*. Darüber hinaus berichteten McFayden et al., dass Docetaxel, Elliptizin, Mitoxantron und Tamoxifen von CYP1B1 inaktiviert werden *(McFadyen MCE, et al., 2004)*. Diese Zytostatika sind nicht ausreichend selektiv und zielen nicht genau genug nur auf die Krebszellen. Infolgedessen wirken diese Antikrebsmittel bei der Erstanwendung auf gesundes Gewebe giftiger als auf Tumorgewebe, und zwar bis zu dem Zeitpunkt, an dem CYP1B1 mit den zytotoxischen Wirkstoffen überschüttet wird. Dieses Ergebnis ist eigentlich nicht erwünscht, wenn nur Krebszellen abgetötet werden sollen. Aufgrund dieser Forschungsergebnisse werden häufig vor der Anwendung von Antikrebsmitteln, die von CYP1B1 inaktiviert werden, CYP1B1-Inhibitoren verabreicht.

Ein weiteres wichtiges Forschungsthema befasst sich mit der Umsetzung von Estradiol zu 4-Hydroxyöstradiol, wobei

CYP1B1 als Katalysator dient *(Hayes, CI, et al., 1996)*. Potenziell besorgniserregend sind dabei die karzinogenen und mutagenen Eigenschaften von 4-Hydroxyöstradiol *(Zhao Z, et al., 2006)*. Dies führte zu der Annahme, dass CYP1B1 und sein Polymorphismus die individuellen Brustkrebsrisiken erklären könnten *(Hanna IH, et al., 2000)*. Da CYP1B1 nur in Krebszellen und nicht in gesunden Gewebezellen vorkommt, wurde davon ausgegangen, dass – wenn CYP1B1 an der Entstehung von Brustkrebs beteiligt sein sollte – nicht das Enzym selbst, sondern der intratumorale Metabolismus von Estradiol *(McFadyen MCE, et al., 1999)* der Auslöser ist. Das würde auch erklären, dass das Vorhandensein von CYP1B1 kein Brustkrebsrisiko darstellt, da Brustkrebs beim Nachweis von CYP1B1 bereits vorliegt.

Überdies konnte der Nachweis erbracht werden, dass CYP1B1 eine Vielzahl von Prokarzinogenen zu Umweltkarzinogenen aktiviert *(Shimada, T. et al.,1996)*.

Von erheblichem Interesse für Raucher ist die Entdeckung, dass CYP1B1 Prokarzinogene in Tabakrauch, u. a. auch Benzo[α]pyren (B[a]P), in Karzinogene umwandeln kann. Darüber hinaus induziert Tabakrauch CYP1B1 im Aerodigestivtrakt, also Zunge, Speiseröhre, Dickdarm und Lunge. Aufgrund dieser Tatsache stellten die Forscher die Hypothese auf, dass die Induktion von CYP1B1 durch Tabakrauch die mutagene Wirksamkeit der aus dem Tabakrauch stammenden Karzinogene verstärken könnte *(Port, J. et al., 2004)*. In deutlichem Gegensatz zu diesen Ergebnissen steht die Tatsache, dass Kohlenmonoxid ein CYP1B1-Inhibitor ist. Diese Tatsache lässt die Annahme zu, dass sich die Ergebnisse in der Praxis stark von den unter experimentellen Laborbedingungen gewonnenen Befunden unterscheiden.

Der Metabolismus von Anti-Krebswirkstoffen und die Aktivierung von Prokarzinogenen zu Karzinogenen könnten Zweifel an CYP1B1 hervorrufen. CYP1B1 ist inhärenter Bestandteil sämtlicher Krebszellen, reduziert die Aktivität verschiedener Antikrebsmittel und kann Prokarzinogene in Karzinogene umsetzen. Die Umsetzung von Prokarzinogenen zu Karzinogenen erscheint alarmierend, dabei ist jedoch zu beachten, dass CYP1B1 ausschließlich in Krebszellen vorkommt. Die Frage sollte daher lauten: „Wie schlimm ist es, wenn in einer Krebszelle ein Karzinogen produziert wird?" Die Zelle ist schließlich bereits eine Krebszelle! Sinnvollerweise sollte man sich darauf konzentrieren, wie der Entstehung von Krebs vorgebeugt werden kann.

Bevor wir schlussfolgern, dass CYP1B1 ein Teil des Problems darstellt, sollten wir fragen, warum CYP1B1 überhaupt existiert. CYP1B1 gibt es seit Jahrtausenden (CYP1B1 wurde schon in hundertfünfzig Millionen Jahre alten Säugetierfossilien nachgewiesen). Welchen Sinn hat das Überleben dieses Enzyms? Welche Rolle spielt CYP1B1?

Es ist gewiss weither geholt, anzunehmen, CYP1B1 sei die ganze Zeit inaktiv geblieben und habe nur darauf gewartet, dass der Mensch anfing zu rauchen! Ebenso weit hergeholt ist die Annahme, das Enzym habe nur darauf gewartet, dass der Mensch die Chemotherapie erfand, um sie anschließend inaktivieren zu können. Genauso wenig wartete CYP1B1 ruhig ab, bis der Mensch Prokarzinogene entwickelte, damit das Enzym sie in Karzinogene umwandeln könne. Welchen Sinn hat also das Überleben von CYP1B1? Angesichts der evolutionären Langlebigkeit dieses Enzyms existiert es vermutlich, um uns am Leben zu erhalten, und nicht um unseren Tod herbeizuführen. Was sonst rechtfertigt seine Existenz?

Wer behauptet, CYP1B1 sei Teil des Problems, begeht den gleichen logischen Fehler wie derjenige, der in der Polizei die Ursache aller Verbrechen sieht, da sie immer am Tatort anzutreffen ist *(Potter G, 2005)*.

Möglicherweise sind die beschriebenen Erkenntnisse Nebenwirkungen von CYP1B1, da wir momentan in einem Zeitalter voller Industrie-, Umwelt- und Pharmachemikalien leben. Möglicherweise ist die eigentliche Funktion dieses Enzyms von viel grundsätzlicherer Bedeutung für das menschliche Überleben. Daher muss das Problem von einer anderen Perspektive aus betrachtet werden.

3.
STILSERENE: EINE AUF CYP1B1 GERICHTETE PRODROGE

„Es funktioniert, ich weiß, dass es funktioniert. Es ist frustrierend, nicht schneller voranzukommen, aber wir werden es schaffen. Davon bin ich überzeugt, wirklich überzeugt."

❖ GERRY POTTER, PH.D.

In der Forschungsgruppe für Anti-Krebswirkstoffe an der De Montfort Universität in Leicester, Großbritannien, wählte Professor Potter einen anderen Ansatz zur Erforschung von CYP1B1. Potter ist klinischer Chemiker am Institut für Pharmazie an der De Montfort Universität. Rein zufällig war Professor Burke Leiter des Instituts für Pharmazie an der De Montfort Universität, als Professor Potter die Forschungsgruppe für Anti-Krebswirkstoffe leitete.

Professor Potter hatte bereits erfolgreich einen Inhibitor, das Abirateronacetat, für die Cytochrom P450-Enzyme CYP17 entwickelt, als Professor Burke ihm die CYP1B1-Enzyme beschrieb. Potter erkannte sofort die Spezifität dieser Enzyme als Target bei der Entwicklung von Krebstherapien – Therapiemittel (Prodrogen), die bis zur Aktivierung durch eine enzymatische Reaktion unschädlich sind.

Als er von den Besonderheiten bei der Hydroxylierung von Östradiol durch CYP1B1 erfuhr, begann Professor Potter, einen Ansatz für die Entwicklung einer entsprechenden Prodroge zu suchen. Innerhalb einer Woche hatte er zwei verschiedene Prodrogen entwickelt, die theoretisch von CYP1B1 aktiviert werden konnten. Er entschied sich für die Weiterentwicklung einer dieser Prodrogen und es gelang ihm, den Wirkstoff zu entwickeln.

Im Gegensatz zu konventionellen Chemotherapien wurde der Wirkstoff so entwickelt, dass er bei einer Aufnahme in den menschlichen Körper kein Normalgewebe beschädigt und völlig zielgerichtet auf CYP1B1 und somit auf Krebszellen reagiert. Der Wirkstoff ‚Stilserene‘ wird vom CYP1B1-Enzym metabolisiert und bildet in der Krebszelle einen Metaboliten, der die Apoptose, also einen programmierten Zelltod, einleitet, gesundes Gewebe jedoch unversehrt lässt und keine Nebenwirkungen hat (*Potter G. et al., 2001*)!

Laboruntersuchungen von Stilserene zeigten, dass der Wirkstoff in 95 % der untersuchten Krebszellen auf effektive Weise den Zelltod herbeiführte. Untersucht wurden Krebsarten, bei denen keinerlei andere Behandlungsmethoden angeschlagen hatten. Stilserene vernichtete Krebszellen in Magen, Dickdarm, Lunge, Brust und Gehirn, ohne gesundes Gewebe zu schädigen.

Dieses Ergebnis steht im deutlichen Gegensatz zu den Ergebnissen, die mit herkömmlicher Chemotherapie erzielt werden. Die herkömmlichen Chemotherapien wirken normalerweise toxisch – sowohl auf gesundes als auch auf kanzeröses Gewebe. Bestenfalls ist ihre toxische Wirkung auf kanzeröses Gewebe doppelt so groß wie ihre Wirkung auf gesundes Gewebe. Im Vergleich dazu wirkte Stilserene auf Krebszellen über 4.304 Mal toxischer als auf gesundes Gewebe, wobei die Toxizität auf die Krebszellen beschränkt blieb.

Stilserene leitet eine neue Ära der Krebsbehandlung ein – eine breit einsetzbare Krebstherapie ohne schwere Nebenwirkungen. Angesichts dieser Ergebnisse wurde Professor Potter mit den Worten zitiert: „Ich habe nie geglaubt, dass Krebs geheilt werden kann. Doch angesichts unserer Entdeckungen bin ich jetzt davon überzeugt, dass Krebs heilbar ist." (*BBC, 2001*).

Als die Nachricht über den neuen Wirkstoff an die Öffentlichkeit gelangte, erhielt Professor Potter ungezählte Hilferufe aus allen Teilen der Welt. Die Lokalzeitung veröffentlichte einen der unzähligen Briefe und E-Mails, die bei ihm eingingen:

„Sie sind unsere einzige Hoffnung", heißt es in einem säuberlich getippten Brief eines bulgarischen Absenders. „Wenn Sie uns nicht helfen, wird unsere Tochter, unser ‚wunderschöner, verspielter kleiner Racker' Lora sterben." (*Leicester Mercury, 2003*).

Angesichts dieser herzzerreißenden Hilferufe trieb die Forschungsgruppe für Antikrebsmittel ihre Forschungsarbeiten stetig voran und entwickelte eine wasserlösliche Version von Stilserene, so dass eine Kapsel hergestellt werden kann, die sich oral einnehmen lässt und leicht verdaulich ist.

Es wurden Verfahrenstechniken zur Steigerung der Wirkstoffproduktion entwickelt. Ausgehend von den ersten kleinen Kristallen gelang es dem Team, die Produktion derart zu steigern, dass mehrere Kilogramm des Wirkstoffs hergestellt werden konnten. Damit konnte das Interesse von Firmen geweckt werden, die groß genug waren, um die enorm kostspieligen und dringend erforderlichen klinischen Studien weiterführen zu können.

Die Lizenzrechte an Stilserene wurden kürzlich einem Pharmaunternehmen übertragen, und der Wirkstoff wird derzeit für klinische Tests vorbereitet. Bis zu einer breiten Anwendung von Stilserene wird es jedoch noch viele Jahre dauern. In den Artikeln über Potters Forschungen in der Tageszeitung von Leicester, dem „Leicester Mercury", wird geschätzt, dass es noch mindestens sieben und maximal vierzehn Jahre dauern wird, bevor Stilserene auf Rezept erhältlich ist. Dieser Zeitrahmen entspricht etwa dem ‚Zeitrahmen für die Entwicklung neuer Wirkstoffe' der FDA. Laut FDA dauert es mindestens fünf Jahre und maximal zwanzig Jahre, im Schnitt jedoch achteinhalb Jahre, bis ein neuer Wirkstoff alle Zulassungsverfahren durchlaufen hat und auf Rezept erhältlich ist (Weitere Informationen zum Zeitrahmen für die Zulassung neuer Wirkstoffe finden sich auf der Website www.fda.gov).

Angesichts des zeitlichen Rahmens und der unzähligen Hilferufe, die ihn erreichten, wurde Professor Potter mit den Worten zitiert: „Es funktioniert, ich weiß, dass es funktioniert. Es ist frustrierend, nicht schneller voranzukommen, aber wir werden es schaffen. Davon bin ich überzeugt, wirklich überzeugt." *(Leicester Mercury, 2003).*

4.
DIE ENTDECKUNG VON PRODROGEN IN NAHRUNGSMITTELN

„Ich habe nie geglaubt, dass Krebs geheilt werden kann. Doch angesichts unserer Entdeckungen bin ich jetzt davon überzeugt, dass Krebs heilbar ist."

❖ GERRY POTTER, PH.D.

Die Erkenntnisse mit Stilserene veranlassten Professor Potter zu einer erneuten Untersuchung der Rolle von CYP1B1. Da sich Stilserene als überaus wirksam gegenüber einer Vielzahl von Krebsarten erwiesen hatte, könnte CYP1B1 dann nicht eine Art von Rettungsmechanismus zur Beseitigung von Krebszellen im menschlichen Körper sein? Ein Verteidigungsmechanismus zum Schutz vor bösartigen Erkrankungen? Möglicherweise, so Potter, sollten wir nicht fragen: „Warum erkranken wir an Krebs?", sondern: „Warum erkranken nicht alle an Krebs?" *(Potter, G, 2005)*. Wenn CYP1B1 ein Rettungsmechanismus ist, erklärt dies möglicherweise, warum nicht alle Menschen an Krebs erkranken!

Diese Idee wurde von Potters Erkenntnis untermauert, dass die chemische Struktur von Stilserene mit der Struktur ihm bekannter natürlicher Verbindungen vergleichbar war. Sollte CYP1B1 sich als Rettungsmechanismus erweisen, müssten in der Natur Verbindungen vorkommen, die von CYP1B1 – ähnlich wie Stilserene – metabolisiert werden und Krebszellen aus dem Körper entfernen. Konkreter ausgedrückt, müssten in der Nahrung Verbindungen nachweisbar sein, die von CYP1B1 ähnlich wie beim Stilserene-Metabolismus verstoffwechselt werden, da die Nahrung dem CYP1B1-Enzym die Verbindungen zur Verfügung stellen könnte, die gebraucht werden, um als ein solcher „Rettungsmechanismus" Krebszellen aus dem Körper zu entfernen.

Die erneute Evaluierung der Bedeutung von CYP1B1 motivierte die Forscher, eine natürliche Verbindung zu suchen, die sich vergleichbar mit CYP1B1, wie eine Prodroge mit entsprechenden krebsbekämpfenden Eigenschaften verhält. Bei dieser Suche schlugen die Forscher sehr interessante neue Wege ein.

DIE SACHE MIT DEM RESVERATROL

Bei den Forschungen rund um Stilserene wurde besonderes Augenmerk auf das so genannte „Französische Paradoxon" gelegt. Franzosen verzehren besonders viele fetthaltige Nahrungsmittel wie Käse, rotes Fleisch und reichhaltige Saucen, und dennoch kämpfen sie offenbar nicht im gleichen Ausmaß wie einige ihrer europäischen Nachbarn mit erhöhtem Cholesterinspiegel und den daraus resultierenden Herzproblemen. Die Forscher konzentrierten sich auf

Resveratrol, einen natürlichen Wirkstoff, der in der Schale von Weintrauben und in Rotweinen vorkommt – denn die Erklärung für dieses Paradoxon liegt u. a im Rotwein, der in Frankreich gerne zu Mahlzeiten getrunken wird.

Auf der Suche nach einem natürlichen Wirkstoff, der sich ähnlich wie Stilserene verhält, stießen Potter und sein Forschungsteam auf Resveratrol. Bei diesem Stoff konnten krebsvorbeugende Eigenschaften nachgewiesen werden (*Jang, M. et al, 1997; Jang, M. et al, 1999*). Noch wichtiger war jedoch, dass Resveratrol ein Stilben mit einer chemischen Struktur ist, die sich mit der von Stilserene vergleichen lässt (Stilbene sind Kohlenwasserstoffe, $C_{14}H_{12}$, die für die Herstellung von Farbstoffen und synthetischen Östrogenen verwendet werden). Darüber hinaus ist Resveratrol ein Phytoöstrogen, dessen Struktur Östradiol ähnelt. Aufgrund der strukturellen Ähnlichkeit wurde die Hypothese aufgestellt, dass Resveratrol ähnlich wie Östradiol möglicherweise über eine aromatische Hydroxylierung von CYP1B1 metabolisiert wird. Wenn die Hydroxylierung von Resveratrol an der gleichen Stelle wie bei Östradiol erfolgte, würde so ein sehr nützlicher Metabolit gebildet (*Potter, G, et al, 2002*).

Sollte sich dies als richtig erweisen, wäre Potters Hypothese bestätigt, dass CYP1B1 ein „Rettungsenzym" ist, das bestimmte Nährstoffe in krebsbekämpfende Wirkstoffe umsetzt, die ausschließlich auf Krebszellen wirken – dies wäre ein ernährungsbezogener Mechanismus, der den Körper vor Krebs schützt. Resveratrol war also als natürlich vorkommender Stoff für weitere Forschungen geeignet.

Mit verschiedenen Experimenten wurde belegt, dass Resveratrol in Anwesenheit von CYP1B1 zu Piceatannol umgesetzt wird, einer weiteren Stilbenstruktur mit nachweislich krebsbekämpfenden Eigenschaften (*Ferrigni, N. 1984*). Das Ergebnis aus diesen Experimenten zeigt einen Mechanismus auf molekularer Ebene, bei dem ein Nährstoff als natürliche Prodroge agieren könnte, der in einer Krebszelle von dem CYP1B1-Enzym zu einem Anti-Krebswirkstoff umgesetzt wird *(Potter, G, et al, 2002)*. Aus diesen Forschungsergebnissen lassen sich folgende natürliche Prodrogen-Mechanismen ableiten:

benigner, natürlicher Wirkstoff	+	Metabolisierendes Enzym	=	Antikrebs-Wirkstoff
Resveratrol	+	CYP1B1	=	Piceatannol

Besonders vorteilhaft an diesem Mechanismus ist die Tatsache, dass er auf Krebszellen beschränkt bleibt. Der Anti-Krebswirkstoff wird in der Krebszelle erzeugt und entfaltet seine Wirksamkeit ausschließlich in der Krebszelle, so dass gesundes Gewebe vollkommen unversehrt bleibt. Genau das ist bei einer Behandlung erwünscht – Selektivität, also eine natürliche therapeutische Intervention, die sich nur auf Krebszellen konzentriert.

ERSTE TESTS AN VERSCHIEDENEN KREBSARTEN

In Leicester befindet sich die größte Gewebebank Großbritanniens. Die Nähe der Gewebebank zur De Montfort Universität ist ein besonderer Vorteil für die Forschungsgruppe für Krebsmedikamente unter Leitung von Professor Potter. Nachdem die Bioaktivierung von Resveratrol zu Piceatannol durch CYP1B1 nachgewiesen worden war, wurden Wirksamkeit und Selektivität des Mechanismus an

Krebszelllinien untersucht. Wie bei Stilserene wurden die Untersuchungen an verschiedenen Krebszelllinien und an gesundem Gewebe vorgenommen. Ebenso wie bei Stilserene wurde das gesunde Gewebe nicht beschädigt und in den Krebszellen die Apoptose (der programmierte Zelltod) initiiert. Kurz gesagt: Das gesunde Gewebe blieb unversehrt und die Krebszellen wurden abgetötet.

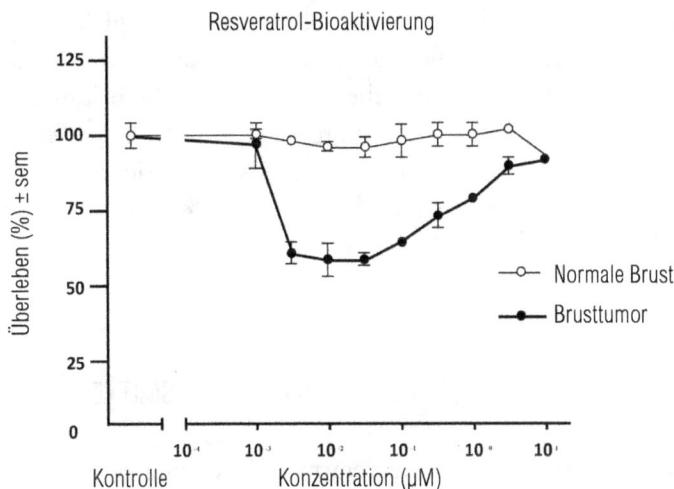

Abbildung 1. Resveratrol-Bioaktivierung. (Die Abbildung wurde mit freundlicher Genehmigung von Prof. Gerry Potter verwendet).

Es zeigte sich jedoch ein signifikanter Unterschied zwischen Stilserene und Resveratrol. Resveratrol vernichtete in extrem niedriger Dosierung Krebszellen sehr effektiv, mit zunehmender Dosierung hingegen wurde eine selbsthemmende Wirkung festgestellt – höhere Resveratrol-Dosierungen hemmten die Aktivität von CYP1B1, blockierten demzufolge die metabolische Aktivität von CYP1B1 und ließen die Krebszellen unbehelligt (siehe Abbildung 1).

Die Abbildung zeigt, dass Resveratrol in normalen Brustzellen, in denen CYP1B1 nicht vorliegt, nicht aktiviert ist, jedoch in Brusttumorzellen, in denen CYP1B1 nachweislich vorhanden ist, aktiviert ist. Mit zunehmender Resveratrol-Dosierung (x-Achse oder untere Achse) steigt die Überlebensrate der Brusttumorzellen (y-Achse oder Seitenachse) steil auf 100% an. Bei höheren Resveratrol-Dosierungen wird nicht nur die Wirksamkeit zur Tötung von Krebszellen auf Null reduziert, gleichzeitig wird auch CYP1B1 blockiert, so dass es keine Stoffe mehr metabolisieren kann, die die Krebszelle abtöten könnten. Auch wenn diese Tatsache von wissenschaftlicher Bedeutung ist, ist Resveratrol dadurch als potenzielles Krebstherapeutikum ungeeignet, da sich effektive Resveratrol-Dosierungen für Therapiezwecke nur extrem schwierig definieren lassen.

DIE SUCHE NACH PRODROGEN AUS NAHRUNGSMITTELN

Die Erkenntnisse mit Resveratrol trieben die Suche nach weiteren Nährstoffen voran, die als natürliche Anti-Krebswirkstoffpräkursoren agieren. Wenn die funktionale Rolle von CYP1B1 darin besteht, natürliche Stoffe aus Nahrungsmitteln zu Anti-Krebswirkstoffen zu verstoffwechseln, um Krebszellen zu vernichten – wie die Untersuchungen mit Resveratrol gezeigt haben – müssten äquivalente Stoffe existieren.

Das Verständnis der metabolischen Aktivität von CYP1B1 gab Hinweise auf die gesuchte chemische Struktur. Doch wo sollte man die Suche beginnen? Als Informationsquelle dienten Studien zu herkömmlichen pflanzlichen Arzneimitteln, die auf Pflanzen basierende Ernährung von

Völkern mit geringer Krebsinzidenz sowie historische Studien zur Kräuterheilkunde.

Auf der Suche nach weiteren natürlichen Stoffen mit Eigenschaften, die denen von Stilserene und Resveratrol ähneln, analysierten die Forscher Obst, Beeren, Gemüse und Kräuter so umfassend wie möglich. Die Suche erwies sich als erfolgreich: Mittlerweile wurden über zwanzig in der Natur vorkommende, pflanzliche Stoffe identifiziert, analysiert und geprüft. Es handelt sich dabei um hydrophile und lipophile Stoffe. Sie alle haben ein besonderes Merkmal: Sie werden von CYP1B1 zu einem Metaboliten mit krebsbekämpfenden Eigenschaften metabolisiert. Und sie zählen zur Familie der sekundären pflanzlichen Metaboliten: den Phytoalexinen.

5.
SALVESTROLE

„Lass' Nahrung deine Medizin sein und Medizin deine Nahrung.“

❖ HIPPOKRATES, 400 V. CHR.

Professor Potter prägte den Begriff „Salvestrol“ für seine neue Klasse pflanzlicher Nährstoffe (= Phytonutrienten). Der Begriff Salvestrol leitet sich von dem lateinischen Wort ‚salvia‘ (retten) ab, dem Salbeikraut, einem mittelalterlichen pflanzlichen Arzneimittel.

Mit der Identifizierung weiterer Salvestrole wuchs das Verständnis der Mechanismen. Die Analyse dieser Salvestrole lässt vermuten, dass die Klasse der Salvestrole letztendlich über fünfzig Phytonutrienten umfassen wird. Die Suche wird fortgesetzt.

WAS SIND SALVESTROLE?

Salvestrole stellen eine neue Klasse Phytonutrienten dar, die sich eher pharmakologisch als chemisch definieren lässt. Salvestrole werden nach der Aktivität der Metaboliten definiert, die bei der Metabolisierung des CYP1B1-Enzyms in Krebszellen gebildet werden. Vereinfacht ausgedrückt sind Salvestrole Nährstoffe, die von CYP1B1 metabolisiert werden und Metabolite bilden, die Krebs bekämpfen. Als krebsbekämpfende Wirkstoffe unterdrücken sie das Tumorwachstum durch Abtötung der Krebszellen.

Salvestrole sind zudem Bestandteile des pflanzlichen Immunsystems und gehören zur Gruppe der Phytoalexine. Sie werden auf pathogene, spezifische Weise beim Eindringen von Pilzen oder Pathogenen produziert und hemmen die Aktivität der eingedrungenen Pathogene.

Salvestrole können keiner der bislang üblichen Klasse Phytonutrienten eindeutig zugeordnet werden. Resveratrol ist z. B. sowohl ein Polyphenol als auch ein Phytoöstrogen. Einige der bisher identifizierten Salvestrole sind Antioxdantien, einige sind Polyphenole, einige sind Phytoöstrogene, einige fallen in keine dieser Kategorien, während wiederum andere mehreren dieser Kategorien zuzuordnen sind.

Es trifft nicht den Kern der Sache, wenn man nur die Zuordnung einiger Salvestrolen in diese Kategorien betrachtet. Salvestrole haben ihre krebsbekämpfenden Eigenschaften nicht deswegen, weil sie Antioxidantien, Polyphenole oder Phytoöstrogene sind, sondern sie bekommen krebsbekämpfende Eigenschaften, wenn sie von CYP1B1 verstoffwechselt werden, und insbesondere über einen Metabolismus zu einem krebsbekämpfenden Wirkstoff innerhalb von Krebszellen. Dies ist das entscheidende Hauptmerkmal der Salvestrole.

DIE ENTSCHEIDENDE EIGENSCHAFT DER SALVESTROLE: SELEKTIVITÄT

Wenn ich mit einem gebrochen Arm zum Arzt gehe, erwarte ich, dass der Arm in Gips gelegt oder mit einer Schiene ruhig gestellt wird. Ich erwarte eine selektive Behandlung meines Problems. Wenn ich hingegen die Arztpraxis mit Gips- oder Schienenverbänden verlasse, die nicht nur am gebrochenen Arm, sondern auch an vielen anderen Körperteilen angelegt wurden, werde ich diesen Arzt ganz bestimmt nie wieder konsultieren!

Ebenso erwartet jeder, der mit einer Erkrankung zum Arzt geht, dass eine Behandlung verschrieben wird, die zur Gesundung der erkrankten Zellen führt, und bei der die gesunden Zellen nicht geschädigt werden. Auch in diesem Fall erwarten wir eine selektive Antwort.

Die Selektivität der potenziellen Therapien – unabhängig davon, ob es sich um synthetische Arzneimittel oder natürliche Produkte handelt – wird über spezielle Versuchsreihen bestimmt. Dabei werden Tests an gesunden und an erkrankten Zellen durchgeführt. Eine Reihe von Testbehältern mit jeweils der gleichen Anzahl von Zellen wird so präpariert, dass sowohl an den gesunden Zellen als auch an den erkrankten Zellen einzelne Tests mit unterschiedlichen Dosierungen des entsprechenden therapeutischen Wirkstoffs vorgenommen werden können. Zu Beginn der Tests wird die niedrigste Dosis gewählt, die anschließend logarithmisch erhöht wird, so dass die folgende Dosis jeweils 10 Mal höher als ist als diejenige zuvor.

Die Konzentration wird auf diese Weise erhöht, bis eine Dosis erreicht ist, die höher ist als die Dosis, die jemals im menschlichen Körper erreicht werden kann. In jedem Behälter wird der Prozentsatz an Zellen gemessen, die vernichtet wurden – sowohl gesunde als auch kranke Zellen. Für jede Zellart wird die Dosis bestimmt, bei der 50 % der Zellen absterben. Daraus wird anschließend das Dosierungsverhältnis abgeleitet und als Maß für die Selektivität der Behandlung genutzt. Eine Selektivität von 1 bedeutet, dass der therapeutische Wirkstoff für gesundes Gewebe ebenso toxisch ist wie für krankes Gewebe. Je höher der Wert der Selektivität, desto selektiver ist die Behandlung – desto genauer zielt der Wirkstoff nur auf kranke Zellen ab.

Aus praktischer Sicht muss die Menge an gesundem Gewebe im menschlichen Körper mit der Menge an krankem Gewebe verglichen werden. Wenn ein Wirkstoff mit einer Selektivität von 1 in den menschlichen Körper eingebracht wird, wird er ebenso viel gesundes Gewebe wie krankes Gewebe vernichten. Der Wirkstoff wird jedoch in deutlich mehr gesundes Gewebe eindringen, um es zu zerstören, als in krankes Gewebe. Das erklärt die entscheidende Bedeutung, die die Selektivität eines Wirkstoffs hat.

Die Selektivität wurde an einer Vielzahl von Salvestrolen untersucht und die Ergebnisse sind durchaus überzeugend. Die Salvestrol-Forschung begann mit zwei Salvestrolen: S40 und S31G. Der entscheidende Unterschied zwischen diesen beiden Salvestrolen besteht darin, dass S31G lipophil ist, sich also sehr gut im Gewebe ausbreitet. Es kann die Blut-Hirn-Schranke passieren und daher zu Gewebe gelangen, das von nicht-lipophilen Verbindungen kaum erreicht werden könnte. S31G kommt außerdem in einigen wenigen Pflanzen vor, beispielsweise in verschiedenen Tangerinen, Oliven und Spargel. Eine neu entdeckte Unterklasse von Salvestrolen, die 5er-Serien, wurde kürzlich ebenfalls untersucht.

Die folgende Tabelle zeigt die Selektivität der klassischen Chemotherapie und stellt sie der Selektivität verschiedener

Salvestrolen gegenüber, und zwar den zwei ursprünglichen Salvestrolen und einigen aus den neu entdeckten 5er Serien.

Wirkstoff:	Klassifikation:	Selektivitätswert:
Methotrexat	Chemotherapie	= 1
S40	Salvestrol	= 10
S31G	Salvestrol	= 22
S52	Salvestrol	= 32
S54	Salvestrol	= 1.250
Stilserene	Synthetisches Salvestrol	= 4.304
S55	Salvestrol	= 23.000

Die Selektivität von Salvestrolen zeigt einen deutlichen Vorsprung vor der klassischen Chemotherapie. Die Selektivitätswerte der Salvestrole aus den 5er Serien, z. B. der Wert von S55, sind sogar deutlich höher als die Werte für den Wirkstoff Stilserene, den Professor Potter ursprünglich entwickelt hatte. Die Natur hatte ja während der Evolution viel Zeit, dies zu erreichen!

Die für Salvestrole ermittelte Selektivität ergibt sich aus ihrer Ausrichtung auf das CYP1B1-Enzym. Salvestrole agieren wie natürliche Prodrogen, wobei sich ihre krebsbekämpfenden Eigenschaften auf Krebszellen beschränken. Das gesunde Gewebe bleibt unversehrt. Dies ist ein gewaltiger Fortschritt gegenüber herkömmlichen Krebstherapien und ein herausragendes Merkmal von Salvestrolen.

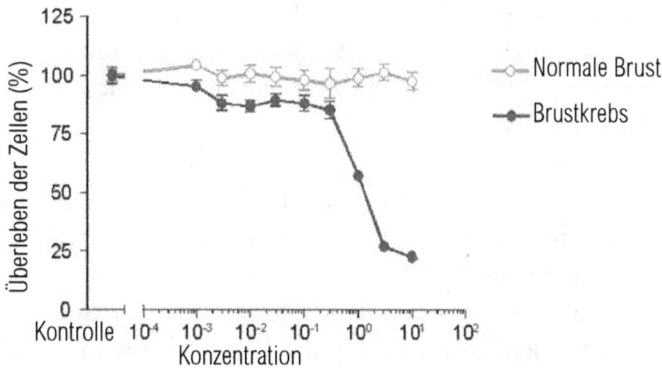

Abbildung 2. Die Salvestrol-Bioaktivierung.
(Die Abbildung wurde mit freundlicher Genehmigung von Prof. Gerry Potter verwendet.)

Abbildung 2 zeigt die Selektivität von Salvestrolen. In den Zellen einer gesunden, normalen Brust liegt kein CYP1B1 vor. Demzufolge aktivieren die Zellen keine Salvestrole und bleiben vollkommen unversehrt, d. h. keine dieser Zellen stirbt bei den in dieser Abbildung gezeigten Salvestrol-Konzentrationen ab. Im Gegensatz dazu enthalten die Brustkrebszellen CYP1B1 und, wie in der Abbildung erkennbar, aktiviert CYP1B1 die Salvestrole und die Brustkrebszellen sterben allmählich ab. Im Gegensatz zu den Ergebnissen mit Resveratrol erhöht sich der Prozentsatz der absterbenden Krebszellen bei höheren Salvestrol-Dosierungen. Genau auf diese Weise sollte eine zielgerichtete Therapie wirken.

DIE ROLLE VON SALVESTROLEN IN PFLANZEN

Um den Wirkungsmechanismus von Salvestrolen vollständig zu verstehen, müssen wir ihre Rolle in den Pflanzen, von denen sie gebildet werden, betrachten. Pflanzen sind verschiedenen Pathogenen – in erster Linie Schimmelpilzen – ausgesetzt. Die Angriffe erfolgen generell in einem späten Stadium des Reifungsprozesses.

Die Pathogene greifen gewöhnlich an der Fruchthaut und/oder an der Pflanzenwurzel an. Als Reaktion auf diese Angriffe entwickelten Pflanzen einen Verteidigungsmechanismus: die Salvestrole.

Pflanzen produzieren Salvestrole nur dann, wenn diese benötigt werden. Wenn die Pflanze angegriffen wird, bilden sich an der Infektionsstelle Salvestrole: an der Fruchthaut oder an der Pflanzenwurzel. Von hier aus dringt das Salvestrol in das Pathogen ein.

In Pilzen wie auch in menschlichen Körperzellen und den Zellen anderer Lebensformen finden sich verschiedene Cytochrom P450-Enzyme. Die Zerstörung des Pathogens im Pilz läuft folgendermaßen ab: Salvestrole werden durch ein im Pilz vorkommendes Cytochrom P450-Enzym, das eine ähnliche metabolische Aktivität wie das CYP1B1-Enzym in Krebszellen besitzt, in einen Anti-Pilzwirkstoff umgewandelt. Salvestrole sind somit natürliche Anti-Pilzwirkstoffe.

CYP1B1 könnte eine Adaption sein, die es uns möglich macht, den pflanzlichen Verteidigungsmechanismus zu „leihen" und zu unserer eigenen Verteidigung zu nutzen. Die Pflanze produziert Salvestrole, die innerhalb der Pflanze in das Pathogen eindringen und über den Metabolismus von einem CYP-Enzym den Tod des Pathogens im Pilz herbeiführen. Wir essen salvestrolhaltige Pflanzen und die über unsere Nahrung aufgenommenen Salvestrole dringen in unsere Krebszellen ein und führen den Tod der Krebszellen über den Metabolismus von CYP1B1 herbei. Außerdem dringen die Salvestrole in jeden Pilz ein, auf den sie im menschlichen Körper stoßen, und wirken dabei als natürliche Anti-Pilzwirkstoffe ähnlich wie in den Pflanzen, aus denen sie gewonnen wurden. In diesem Zusammenhang scheint sich folgende Aussage zu bewahrheiten: Was der Pflanze gut tut, tut auch dem Gärtner gut.

Wie oben bereits beschrieben, gibt es viele unterschiedliche Salvestrole. Erst kürzlich wurde nachgewiesen, dass verschiedene Pathogene die Bildung verschiedener Salvestrole induzieren.

Dies kann bei einem Angriff von mehreren Pathogenen in ein und derselben Pflanze der Fall sein *(Daniels A, 2006)*. Daraus ergibt sich die faszinierende Möglichkeit, Pflanzen durch selektives Einschleusen von Pathogenen zur Produktion von Salvestrolen im Allgemeinen und insbesondere zur Produktion von spezifischen Salvestrolen oder spezifischen Salvestrol-Kombinationen anzuregen.

DER ZUSAMMENHANG ZWISCHEN KREBS UND ERNÄHRUNG

Jeder hat schon einmal davon gehört, dass es einen Zusammenhang zwischen der Ernährung und Krebs gibt. Die Weltgesundheitsorganistion (WHO) startete eine weltweite Kampagne, um zu einem vermehrten Verzehr von Obst und Gemüse anzuregen und damit der Zunahme von Erkrankungen entgegen zu wirken. Im Anschluss an diese Empfehlung riefen verschiedene staatliche Gesundheitsämter eigene Kampagnen ins Leben. (Weitere Informationen zu den verschiedenen Kampagnen finden Sie in Anhang 2).

Obschon die Kampagnen zu einem häufigeren Verzehr von Obst und Gemüse sinnvoll sind und von epidemiologischen Studien untermauert werden, erklären die Kampagnen nicht, auf welche Weise diese Ernährungsumstellung

Vorteile bietet. Da solche Erklärungen fehlen, besteht die Gefahr, dass solche Kampagnen nicht ernst genug genommen oder grundsätzlich abgelehnt werden.

DAS SALVESTROL-KONZEPT: EINE ERKLÄRUNG DES MECHANISMUS

Die Arbeit von Potter und Burke gibt die erste Erklärung für einen Mechanismus auf molekularer Ebene, um einen Zusammenhang zwischen Ernährung und Krebs nachzuweisen. Dieser Mechanismus erklärt, wie der Verzehr von Obst und Gemüse Krebs vorbeugen und behandeln kann. Dieser Mechanismus ist als das „Salvestrol-Konzept" bekannt.

Das Salvestrol-Konzept setzt sich aus drei Komponenten zusammen: die Salvestrole, das CYP1B1-Enzym und die Metaboliten, die über den Metabolismus der Salvestrole durch CYP1B1 gebildet werden.

Das Konzept lässt sich folgendermaßen darstellen:

Phytonutrienten, die in Obst und Gemüse Vorkommen	+	Enzyme, die nur in Krebszellen vorkommen	=	Apoptose - Zelltod
Salvestrole	+	CYP1B1	=	Anti-Krebswirkstoff

Es wird oft berichtet, dass in jedem menschlichen Körper immer wieder Krebszellen gebildet werden. Für eine Person, die sich von ökologisch angebautem Obst und Gemüse in ausreichenden Mengen ernährt, können wir folgendes Szenario erstellen:

Salvestrole gelangen über den Verzehr von Obst und Gemüse in unsere Zellen. Die Salvestrole durchdringen gesundes

Gewebe völlig ungehindert, ohne es zu beschädigen. Beim Eindringen in eine Krebszelle treffen sie auf das CYP1B1-Enzym. CYP1B1 metabolisiert die Salvestrole und setzt sie in der Zelle zu einem Anti-Krebswirkstoff um. Der Anti-Krebswirkstoff, also der Metabolit dieses Mechanismus, ruft daraufhin eine Reihe von Prozessen hervor, die zum Absterben der Krebszellen führen – zur Apoptose, dem programmierten Zelltod. Gesunde Zellen bleiben unbehelligt, während Krebszellen absterben.

Dieser Mechanismus wirkt unabhängig davon, ob die Zelle präkanzerös ist, zu einem Primärtumor oder Metastasen des Primärtumors gehört. Der Salvestrol-Mechanismus ist daher für die Krebsprävention von ebenso signifikanter Bedeutung wie für die Behandlung von weiter fortgeschrittenem Krebs.

Von diesem Standpunkt aus betrachtet, könnten wir davon ausgehen, dass dieser Mechanismus bei Aufnahme adäquater Salvestrol-Dosierungen zu Beginn der Entstehung von Krebszellen einsetzt. Umgekehrt müsste dann gelten, dass die Anzahl der restlichen, überlebenden Krebszellen bei Aufnahme geringerer Salvestrol-Dosierungen voraussichtlich zunehmen würde.

Eine zentrale Botschaft dieses Mechanismus ist, dass eine Ernährungsumstellung weitreichende und langfristige Konsequenzen für den Gesundheitszustand haben könnte. Der Verzehr ausreichender Mengen an biologisch angebautem Obst und Gemüse bedeutet einen entscheidenden Schritt zu einer guten Gesundheit.

EINE INTERESSANTE IMPLIKATION

Tumore bestehen sowohl aus Krebszellen, als auch aus gesunden Zellen. Betrachtet man eine Gewebeprobe unter dem Mikroskop, die zum Nachweis von CYP1B1 angefärbt wurde, sehen wir nicht nur eine einheitlich schwarze oder braune Masse. Zwischen den schwarz oder braun angefärbten Zellen (den Krebszellen) finden sich zahllose violett angefärbte Zellen (die gesunden Zellen).

Das Salvestrol-Konzept beschreibt einen besonders zielgerichteten Mechanismus. Salvestrole sind nur dann für die Zelle tödlich, wenn sie vom CYP1B1-Enzym metabolisiert werden. Demzufolge sind sie nur für Krebszellen tödlich. Bei einer zielgerichteten Therapie töten die Salvestrole die Krebszellen in dem Tumor im Laufe der Zeit selektiv ab und lassen das gesunde Gewebe unversehrt zurück. Im Ergebnis kann also eine gutartige Ansammlung gesunder Zellen zurückbleiben. Diese könnte – wenn man von außen darauf drückt – Anlass zur Sorge geben, da sie weiterhin als „Knoten" wahrgenommen wird. Um einer Person mit einem derartigen Knoten Klarheit zu verschaffen, könnte eine Biopsie erforderlich sein, mit der nachgewiesen wird, dass keine Krebszellen mehr vorhanden sind und es sich bei dem zurückgebliebenen Knoten tatsächlich um eine gutartige Ansammlung von gesundem Gewebe handelt.

6.
WARUM IST KREBS SO WEIT VERBREITET?

„Wir müssen den Umgang mit unseren Nahrungsmitteln, den Anbau unserer Nahrungsmittel und unsere Einstellung zu unserer Ernährung drastisch ändern."

❖ ANTHONY DANIELS

Der effiziente Mechanismus, der zur Zerstörung der im Körper vorhandenen Krebszellen führt, wirft die Frage auf: „Warum ist Krebs so weit verbreitet?" und „Warum sind die Prognosen für Krebspatienten so schlecht?" Mit Blick auf den Salvestrol-Mechanismus (Salvestrol + CYP1B1 = Antikrebs-Metabolit) tragen vier Hauptfaktoren zur Beantwortung dieser Fragen bei.

Der erste und wohl wichtigste Faktor ist ein offensichtlich deutlicher Mangel an Salvestrolen in unseren Nahrungsmitteln. Laut den Berichten der Weltgesundheitsorganisation tritt mehr als die Hälfte aller Krebserkrankungen in den Industrieländern auf, nicht in den Entwicklungsländern. Dabei scheint die Ernährung eine wichtige Rolle zu spielen.

Ein zweiter und bedeutender Faktor ist eine Inaktivierung des CYP1B1-Enzyms durch Inhibitoren. Wenn das CYP1B1-Enzym von Inhibitoren gehemmt wird, kann es seine eigentliche Funktion, also das Metabolisieren von Salvestrolen, nicht erfüllen.

Ein dritter Faktor, wenn auch von geringerer Bedeutung als die beiden erstgenannten Faktoren, ist der Polymorphismus von CYP1B1, der bei der Verstoffwechselung von Salvestrolen zu einem Anti-Krebswirkstoff offensichtlich eine Rolle spielt.

Der vierte und letzte Faktor ist der Einfluss der in menschlichen Krebszellen exprimierten CYP1B1-Konzentrationen auf die Effizienz des Salvestrol-Mechanismus.

DER MANGEL AN SALVESTROLEN

Auf der Suche nach Salvestrolen analysierten Professor Potter und seine Forschungsgruppe Tausende von Obst, Gemüse- und Kräutersorten. Anhand dieser Analysen konnten sie zeigen, dass in Supermärkten erhältliche Produkte nur sehr geringe Salvestrolmengen bis gar keine Salvestrole enthalten, während Bio-Produkte hohe Konzentration an Salvestrolen aufweisen. Kurz gesagt, sie fanden heraus, dass es in unseren typisch westlichen Nahrungsmitteln eindeutig an Salvestrolen fehlt.

MODERNE ANBAUMETHODEN

Um den Mangel an Salvestrolen in unseren Nahrungsmitteln erklären zu können, müssen die Auswirkungen untersucht werden, die die modernen Anbaumethoden in der Landwirtschaft auf unsere Nahrungsmittel haben. Die Mechanisierung der Landwirtschaft begann im 17. Jahrhundert. Mit der Einführung von Monokulturen, also dem Anbau nur einer einzigen Pflanzenart auf einer großen Fläche, machte man sich die Vorteile fortschrittlicher Ernteverfahren mit großen Maschinen zunutze.

Dies ist jedoch nur möglich, wenn die Feldfrüchte alle gleichzeitig reifen und etwa gleich hoch wachsen.

Die Nutzung dieser Vorteile ist jedoch mit Kosten verbunden. Wenn eine einzige Sorte auf einer großen Fläche angebaut wird, besteht die Gefahr, dass die gesamte Ernte durch Schädlingsbefall, z. B. durch Insekten, eine Pilzinfektion oder Unkrautbefall vernichtet wird, da alle einzelnen Pflanzen die gleiche Anfälligkeit aufweisen. Um die Vernichtung ganzer Ernten zu verhindern, wurden Herbizide, Pestizide und Fungizide eingeführt. Das Ergebnis war ein konstantes, perfekt aussehendes Produkt für den Handel.

Dieses perfekt aussehende Produkt weist jedoch einen ernsthaften Mangel an Salvestrolen auf. Salvestrole gehören zum Verteidigungsmechanismus der Pflanze gegen Pathogene. Wenn eine Pflanze durch den Einsatz von Chemikalien künstlich vor Pathogenen geschützt wird, wird die Pflanze nicht mehr dazu angeregt, zu ihrer Verteidigung Salvestrole zu produzieren *(Magee, JB, et al,. 2002)*. Infolgedessen enthalten die daraus gewonnenen Nahrungsmittel keine Salvestrole.

Bio-Produkte bieten eine Lösung. Biologisch angebaute Produkte enthalten weitaus höhere Salvestrolmengen und sind frei von Pestizid-, Fungizid- und Herbizidrückständen. Es konnte nachgewiesen werden, dass der Salvestrolgehalt in Bio-Produkten 30 Mal höher als in Produkten ist, die mit konventionellen landwirtschaftlichen Methoden hergestellt werden *(Burke MD, 2006)*. Durch den Verzehr von möglichst vielen Bio-Produkten können wir von den gesundheitsfördernden Eigenschaften der Salvestrole profitieren. Noch mehr Salvestrole kann man aufnehmen, wenn die gesamte Frucht verzehrt wird, da Salvestrole am häufigsten in der Fruchtschale, in der Gemüsehaut oder in den äußeren Teilen von Wurzeln vorkommen. Daher ist der Verzehr von ‚Smoothies‘, bei denen die gesamte Frucht verarbeitet wird, nur zu empfehlen.

DIE REIFUNGSPHASE EINES PRODUKTS

Die perfekt aussehenden Nahrungsmittel aus dem Supermarkt stammen nicht mehr ausschließlich von örtlichen Bauernhöfen. Unser Obst und Gemüse wird zum Teil aus fernen Kontinenten importiert, damit uns die gewünschten Produkte ganzjährig zur Verfügung stehen.

Salvestrole bilden sich in der Regel zu einem späten Zeitpunkt im Reifungsprozess, da die Pflanze in dieser Zeit den meisten Angriffen von Pathogenen ausgesetzt ist. In der herkömmlichen Landwirtschaft wird jedoch normalweise lange vor der Reifungsphase geerntet, so dass die Früchte während des Transports weiterreifen und bei den weit entfernten Lebensmittelhändlern dann in reifem Zustand eintreffen. Dadurch erhält die Pflanze nicht die Möglichkeit, Salvestrole zu produzieren. Der Kauf von Bio-Produkten vor Ort oder die Ernte aus dem eigenen Obst- und Gemüsegarten garantieren, dass die Früchte auf natürliche Weise reifen konnten.

ALTE UND NEUE SORTEN IM VERGLEICH

Ein weiterer Grund für den Salvestrolmangel in unseren Nahrungsmitteln ist die Einführung neuer Obst- und

Gemüsesorten. Die Verbraucher haben sich an einen süßen Geschmack von Nahrungsmitteln gewöhnt. Ein Blick auf die Liste der Inhaltsstoffe von Nahrungsmitteln im Supermarkt bestätigt diese Vorliebe für Süßes: Sehr vielen Nahrungsmitteln ist Zucker zugesetzt. Aus diesem Grund wurden neue Obst- und Gemüsesorten mit einem süßeren Geschmack gezüchtet.

Salvestrole haben häufig einen scharfen und bitteren Geschmack. Spielt die Süße bei der Züchtung einer neuen Pflanzenart die entscheidende Rolle, produziert die entsprechende Pflanze oftmals keine oder nur geringe Salvestrolmengen. Die Süße geht also auf Kosten der Salvestrole. Da diesen neuen Sorten Salvestrole fehlen, müssen zum Schutz der Pflanzen künstliche Fungizide eingesetzt werden, wodurch die Pflanze noch weniger Salvestrole produzieren muss.

Eine neue Studie zum Gehalt von gesundheitsfördernden Phytonutrienten in konventionell und biologisch angebauten Äpfeln einer alten Apfelsorte erklärt die oben dargelegten Mechanismen. Die Studie belegt, dass Äpfel aus dem ökologischen Anbau einen weitaus höheren Gehalt an gesundheitsfördernden Phytonutrienten aufweisen als konventionell angebaute Äpfel. Darüber hinaus zeigt die Studie, dass die Apfelschale mehr Phytonutrienten als das Fruchtfleisch enthält. Am wichtigsten ist jedoch folgender Aspekt: Die Studie belegt, dass die alte Apfelsorte sowohl in der Schale als auch im Fruchtfleisch mehr gesundheitsfördernde Phytonutrienten enthält als alle neue Apfelsorten, und dass diese in wesentlich höheren Konzentrationen vorliegen *(Li N, 2009)*. Neue Sorten liefern offensichtlich nicht den Nährwert, von dem unsere Großväter noch profitieren konnten. Wenn möglich, sollten daher alte Apfelsorten bevorzugt werden.

VERARBEITETE LEBENSMITTEL

Die Verarbeitung von Lebensmitteln kann ebenfalls eine Senkung des Salvestrolgehalts in unseren Nahrungsmitteln zur Folge haben. Cranberrys sind z. B. eine gute Quelle für Salvestrole, Tests mit Cranberrysäften zeigen jedoch, dass der Saft häufig keine Salvestrole enthält. Der Grund dafür liegt darin, dass die Säfte durch spezielle Filter gepresst werden, um die scharfen und bitter schmeckenden Salvestrole zu entfernen und ein Endprodukt mit dem erwünschten süßen Geschmack zu erhalten, ohne dass dem Produkt Zucker zugegeben werden muss. Da Salvestrole häufig scharf schmecken, werden sie zusammen mit vielen anderen Substanzen aus dem Produkt herausgefiltert. Das Ergebnis ist ein „100 %-iges Fruchtsaft"-Produkt mit geringem Nährstoffgehalt. Nicht gefilterte Biosäfte enthalten Salvestrole und sind daher die bessere Wahl.

Ein ähnlicher Effekt bei der Lebensmittelverarbeitung ist bei der Herstellung von Olivenöl zu beobachten. Oliven sind eine gute Salvestrolquelle. Zur Erinnerung: Salvestrole bilden sich an der Fruchthaut, da Pathogene stets an der Pflanzenoberfläche angreifen. In der Vergangenheit wurde Olivenöl in Steinölmühlen hergestellt. Die Mühlsteine zerdrückten nicht nur die Oliven, sondern auch die Olivenschalen und das Fruchtfleisch, und im Öl blieben viele Substanzen zurück, die in deren Zellen enthalten waren. Das so gewonnene Öl war trüb und am Boden des Behälters setzten sich Schwebstoffe ab. In der Vergangenheit wurden die Oliven zudem ohne Einsatz von Pestiziden, Fungiziden und Herbiziden angebaut. Das Resultat war ein salvestrolreiches Öl.

Die heutzutage im Supermarkt erhältlichen Olivenöle sind kaltgepresst und gefiltert. Bei der kalten Pressung bleiben die Olivenschalen intakt, wodurch nur sehr wenige Salvestrole ins Öl gelangen. Andere im Öl zurückgebliebene Substanzen werden herausgefiltert, um dem Verbraucher das gewohnte, völlig klare Öl liefern zu können. Auf diese Weise wird der Nährstoffgehalt ein weiteres Mal gesenkt. Es gibt noch Olivenbauern, die Olivenöl auf traditionelle Weise herstellen. Suchen auch Sie sich einen Olivenöllieferanten, der Oliven aus biologischem Anbau verarbeitet, sie in Steinölmühlen mahlt und nicht filtert. Diese Olivenöle sind normalerweise sehr teuer, im Handel sind aber auch Öle zu angemessenen Preisen erhältlich.

Die oben beschriebene Situation zeigt sich auch im Weinbau. Wie in einem der vorherigen Kapitel dargelegt, konnte in der Schale von Trauben Resveratrol nachgewiesen werden. Französischer Wein, insbesondere Pinot Noir, enthält Resveratrol, das in Weinen aus den USA und Kanada nicht in vergleichbaren Mengen zu finden ist. Dafür gibt es zwei Gründe: Erstens bauen die Franzosen ihre Trauben ohne Einsatz von Fungiziden, Pestiziden usw. an. Zweitens pressen sie die Trauben und gären den Wein mit den gepressten Trauben. Der dabei gewonnene Alkohol setzt die Resveratrole aus den Traubenschalen frei und die Resveratrole verbleiben im Wein. Bei der Herstellung von Weinen in den USA und Kanada werden die Trauben ebenfalls zunächst gepresst, jedoch werden dann die Traubenschalen und Pressrückstände vor der Gärung entfernt. Da während der Gärung also keine Traubenschalen vorhanden sind, können über den gewonnenen Alkohol keine Resveratrole freigesetzt werden.

SUMMERHILL PYRAMID WINERY – A NEW WORLD EXCEPTION

Das Bio-Weingut Summerhill Pyramid Winery in Kelowna, British-Columbia, Kanada (www.summerhill.bc.ca), unter

Leitung von Steve Cipes, ließ Trester aus eigener Produktion auf den Gehalt verschiedener Polyphenole analysieren. Die Tresterproben stammten von verschiedenen Weißweinen, Rotweinen sowie von roten und weißen Eisweinen. Trester ist eine breiige Masse, die bei der Weinherstellung entsteht. Die Ergebnisse zeigten einen hohen Polyphenol-Gesamtgehalt bei Weißweinen und Rotweinen, wobei die Rotweine einen wesentlich höheren Polyphenolgehalt als die Weißweine aufwiesen. Die Trester von Eisweinen, sowohl roten als auch weißen, hatten einen wesentlich höheren Polyphenolgehalt als die Trester aus Trauben, die zu einem früheren Zeitpunkt geerntet worden waren. Dabei zeigten die roten Eisweine einen höheren Polyphenolgehalt als die weißen Eisweine. Im Wesentlichen lassen sich die Ergebnisse folgendermaßen darstellen:

Polyphenol-Gesamtgehalt von Tresterproben
Roter Eiswein > Weißer Eiswein > Rotwein > Weißwein

Die Ergebnisse zeigen die Vorteile des ökologischen Weinbaus. Die biologisch angebauten Pflanzen weisen hohe Polyphenol- und Salvestrolgehalte auf (Salvestrole sind eine Unterfamilie pflanzlicher Polyphenolverbindungen). Die Ergebnisse sind zudem ein Nachweis dafür, dass die Ernte in der späten Reifungsphase Vorteile bietet, beispielsweise im Fall der Eisweine, für deren Herstellung Trauben verwendet werden, die lange nach Saisonende geerntet werden. Diese spät geernteten Trauben besitzen den höchsten Polyphenolgehalt. Abschließend veranschaulichen die Ergebnisse, dass die in der Neuen Welt hergestellten Weine einen sehr hohen Polyphenolgehalt und folglich Salvestrolgehalt aufweisen könnten, wenn die Trauben aus kontrolliert biologischem

Anbau stammten und die Gärung mit den gepressten Trauben möglich wäre *(Pruh'homme A, 2009)*. Steve Cipes von Summerhill Winery erklärt: „*Diese Studie belegt, dass der Einsatz traditioneller Herstellungsverfahren und die Verarbeitung biologisch angebauter Trauben gesundheitsfördernd und zugleich umweltfreundlich sind. Die Studie zeigt, dass keine Chemikalien erforderlich sind, um große Weine herzustellen. Instinktiv wusste ich es immer, aber es ist großartig, jetzt den wissenschaftlichen Beweis in Händen zu halten!*"

Die Kombination aus modernen landwirtschaftlichen Methoden, langen Transportwegen, der Einführung neuer Sorten und der weitgehenden Verarbeitung von Produkten ergibt Nahrungsmittel mit einem deutlichen Salvestrolmangel. Wenn die Nahrung unseren Körper nicht mit Salvestrolen versorgt, kann uns das CYP1B1-Enzym nicht vor Krebs schützen. Am Beispiel der Summerhill Pyramid Winery können wir vieles lernen!

CYP1B1-INHIBITION

Das CYP1B1-Enzym kann neben Salvestrolen mit vielen anderen Substanzen reagieren. Der Lebenszyklus des Enzyms erstreckt sich über ungefähr drei Tage, d. h. jedes CYP1B1-Molekül wird etwa alle drei Tage durch ein neues ersetzt.

Manche Substanzen, mit denen das CYP1B1-Enzym in Kontakt kommen kann, können eine hemmende Wirkung haben. Wenn eine inhibitorische Substanz an das CYP1B1-Enzym bindet, wird das Enzym daran gehindert, Salvestrole zu metabolisieren und zu aktivieren. Wenn in Ihrem Körper CYP1B1-Inhibitoren vorhanden sind, werden diese mit den Salvestrolen in Konkurrenz treten, um mit dem CYP1B1-Enzym reagieren zu können. Dieser Konkurrenzkampf hängt teilweise von den relativen Mengen an Inhibitoren und Salvestrolen ab sowie von deren Affinität zu CYP1B1. An dieser Stelle sollte folgende Feststellung genügen: Wenn in Ihrem Körper CYP1B1-Inhibitoren vorhanden sind, können Sie nicht umfassend von den Salvestrolen profitieren.

Die Hemmung durch einige Inhibitoren beansprucht den gesamten Lebenszyklus des Enzyms. Daher sollte jeder darauf geachten, sich so wenig Inhibitoren wie möglich auszusetzen oder diese ganz zu meiden, um den Salvestrolen die bestmögliche Chance zu geben, aktiviert zu werden – nur dann können Krebszellen abgetötet werden. Zu den starken Inhibitoren von CYP1B1 zählen Kohlenmonoxid (z. B. in Tabakrauch), Vitamin B17 (z. B. in Aprikosenkernen und Bittermandeln, auch als Amygdalina oder Laetrile bezeichnet) und bestimmte agrochemische Fungizide.

Agrochemische Fungizide sind doppelt problematisch. Wenn sie bei Feldfrüchten eingesetzt werden, beeinträchtigen sie die Fähigkeit der Pflanze, Salvestrole zu produzieren. Die Pflanzen produzieren Salvestrole nur dann im Übermaß, wenn sie von Pathogenen angegriffen werden. Darüber hinaus können die gleichen Fungizide im auch im menschlichen Körper den Metabolismus des CYP1B1-Enzyms hemmen, so dass der Nutzen der Salvestrole, die möglicherweise im Körper vorhanden sind, nicht voll ausgeschöpft werden kann. Zweifelsohne ist dies keine ideale Situation.

Ein weiteres Problem besteht darin, dass agrochemische Fungizide nicht nur in der Landwirtschaft eingesetzt werden, sondern auch an anderen Stellenvorkommen, sodass sie sich nicht so einfach vermeiden lassen. Fungizide kommen auf Golfplätzen, in öffentlichen Parks, neuen Teppichböden,

Schuppenshampoos und Wandfarben vor, und sie können Reinigungsmitteln zur Reinigung von Heizungsrohren und Lüftungsanlagen zugesetzt sein.

CYP1B1-POLYMORPHISMEN

Salvestrole werden vom CYP1B1-Enzym metabolisiert. Der Metabolit löst in den Krebszellen eine Reihe von Reaktionen aus, die den Zelltod herbeiführen. CYP1B1 besteht vorrangig in seiner Standardform oder ‚wilden‘ Form. Es gibt jedoch vier Hauptvarianten von CYP1B1 *(Li DN, et al, 2000)*. Bis zu 50 % einiger Populationen haben eine dieser vier CYP1B1-Enzym-Varianten von ihren Vorfahren geerbt – in der Genetik wird dies als ‚genetischer Polymorphismus‘ bezeichnet.

Diese Polymorphismen unterscheiden sich offenbar in ihrer Fähigkeit, Salvestrole zu metabolisieren. Studien zeigen, dass diese Unterschiede vermutlich nicht besonders groß sind (detaillierte Informationen zu Polymorphismen finden Sie im Artikel von Professor Dan Burke in der Winterausgabe 2006 des Health Action Magazine – Burke D., 2006).

An dieser Stelle muss hervorgehoben werden, dass es Menschen mit einem seltenen, angeborenen Typ des Glaukoms (dem primär kongenitalen Glaukom) gibt, deren CYP1B1-Varianten vollkommen inaktiv sind; diese Erkrankung tritt nahezu ausschließlich in Südostasien (auf dem indischen Subkontinent) und in Teilen des Mittleren Osten auf. Der Typ des Glaukoms, der überwiegend in den westlichen Ländern vorkommt, schränkt die Aktivität von CYP1B1 keineswegs ein.

Die Inzidenz des primär kongenitalen Glaukoms beträgt etwa 1:10.000 Personen.

KONZENTRATIONEN DER EXPRESSION VON CYP1B1

Die in Krebszellen exprimierten CYP1B1-Konzentrationen variieren bei den unterschiedlichen Arten von Krebserkrankungen und unterscheiden sich von Person zu Person. Von größerer Bedeutung ist hierbei die Variabilität von Person zu Person. Bei einem Vergleich der Tumorgewebeproben von verschiedenen Personen, die an einer bestimmten Krebsart leiden, lassen sich unterschiedliche Konzentrationen an exprimiertem CYP1B1 nachweisen. Einige Proben weisen hohe Konzentrationen an exprimiertem CYP1B1 auf, andere hingegen nur relativ kleine Konzentrationen. Der Expressionsgrad hat zwei-felsohne Einfluss darauf, wie gut ein Mensch auf Salvestrole anspricht. Je mehr CYP1B1 für die Metabolisierung von Salvestrolen vorhanden ist, desto besser spricht der Mensch auf Salvestrole an. Hierbei ist anzumerken, dass die Unterschiede im Expressionsgrad möglicherweise auf unterschiedliche Labormethoden zur Erbringung des Nachweises von CYP1B1 und zur Messung des CYP1B1-Gehalts zurückzuführen sind.

CYP1B1-Enzyme sind das Ergebnis einer Vielzahl von Induktionsmechanismen, d. h. von Prozessen, die die Produktion von CYP1B1 auslösen. Eine Darlegung der wissenschaftlichen Erkenntnisse zu den verschiedenen Induktionsmechanismen würde an dieser Stelle den Rahmen sprengen. Hier soll lediglich festgehalten werden, dass einer oder mehrere der möglichen Induktionsmechanismen bei Personen mit sehr niedrigen CYP1B1-Konzentrationen teilweise verhindert werden. Eine Möglichkeit zur Steigerung der CYP1B1-Produktion ist die Aufnahme der empfohlenen Tagesdosis (ETD) an Biotin (Vitamin H) in die Ernährung, da Biotin die Produktion von CYP1B1 induziert – und je mehr CYP1B1 vorhanden ist, desto stärker die Metabolisierung von Salvestrolen.

7.
DER VERTEIDIGUNGS-
MECHANISMUS DER
NATUR

„Der Mensch ist von Nahrungsmitteln abhängig.
Wenn er nicht ernährt wird, stirbt er. Wenn er falsch
ernährt wird, stirbt ein Teil von ihm."

❖ EMANUEL CHERASKIN, M.D., D.M.D.

Berichtet die allgemeine Presse über Ergebnisse der Krebsforschung, zeigt sich oftmals eine enorme Resonanz in der Öffentlichkeit. Die Identifizierung der Salvestrole und die Formulierung des ‚Salvestrol-Konzepts' erfolgte vor dem Hintergrund anhaltender Hilferufe von Krebsleidenden, ihren Freunden und Angehörigen. Während dieser Zeit erlebten die Mitglieder des Forschungsteams wie alle anderen Menschen, dass Verwandte und Freunde an Krebs erkrankten.

Da Nahrungsmittel die Grundlage des Salvestrol-Konzepts bilden, reagierte man auf die Hilferufe der Öffentlichkeit mit einer Ernährungsempfehlung: Empfehlenswert sind biologisch angebaute Nahrungsmittel, die reich an Salvestrolen sind! Professor Potter fasste diese Nahrungsmittel in der inzwischen bekannten ‚Grün-und-Rot-Diät‘ zusammen, die mit seiner freundlichen Genehmigung in Anhang 3 dargestellt wird.

Das Forschungsteam war davon überzeugt, dass in der Natur eine natürliche, auf Nahrungsmitteln basierte Prodroge in Form von Salvestrolen existiert. CYP1B1 erwies sich als ‚Rettungsenzym‘, das die Salvestrole zu Anti-Krebswirkstoffen metabolisieren und die Krebszellen auf vergleichbare Weise wie der synthetische Wirkstoff Stilserene vernichten kann. Das Forschungsteam setzte die Forschung an unterschiedlichen Kräutern und Nahrungsmitteln fort, die schon seit Jahrtausenden als gesundheitsfördernd bekannt sind.

Durch diese Forschungstätigkeiten entdeckte das Team, dass die Artischocke besonders viele leistungsfähige Salvestrole enthält. Artischocken bieten Salvestrolen aufgrund ihrer vielen kleinen Blätter eine große Oberfläche, an der sie sich ansammeln können. Salvestrole machen immerhin vier Prozent des Trockengewichts von Artischocken aus. Der Nachweis der Potenz der betreffenden Salvestrole und ihre hohe Konzentration in Artischocken begeisterten das Forschungsteam.

Zufällig landete ein Produktmerkblatt in der privaten Mailbox von Professor Potter, das für die Produkte eines in Leicester ansässigen Unternehmens warb: „The Herbal Apothecary“. Potters Aufmerksamkeit fand ein Artischockenextrakt-Produkt – eine potenzielle Salvestrol-Quelle! Er rief bei The Herbal Apothecary an und vereinbarte ein Treffen mit dem Geschäftsführer, Anthony Daniels.

ANTHONY DANIELS

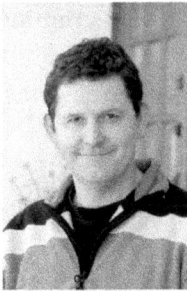

Anthony Daniels ist Maschinenbau-ingenieur und aufgrund seiner innovativen Verfahrenstechniken und der Entwicklung neuer Produkte eine anerkannte Autorität in der Branche der industriellen Heilpflanzenverarbeitung. Seit fünfzehn Jahren entwickelt er seine umfangreichen Kenntnisse zur Verwendung von Kräutern und Pflanzen immer weiter. Er ist bekannt für seine Erfahrung mit Extraktionsmethoden und Verfahrenstechniken für Heilkräuter und Pflanzen.

Anthony leistete Pionierarbeit: Er entwickelte einzigartige ökologisch-botanische Verfahren zur Umsetzung von Altöl in nicht gefährliche Biomasse. Anschließend entwickelte er ein einzigartiges Verfahren, um die bei der Bananenerzeugung eingesetzten Agrochemikalien durch ebenso wirksame botanische Extrakte ersetzen zu können.

Als Gründer und Geschäftsführer von ‚The Herbal Apothecary' schloss Anthony weltweit Verträge mit der Lebensmittelindustrie, mit der Kräuterkundler-Community und mit Biobauern ab. Diese Tatsache hatte enorme Bedeutung für das Vorantreiben der Forschungsarbeiten von Professor Potter.

SALVESTROLE ALS NAHRUNGSERGÄNZUNGMITTEL UNVERZICHTBAR

Das ‚Salvestrol-Konzept' unterstreicht die gesundheitliche Bedeutung einer Ernährung, die reich an biologisch angebautem Obst und Gemüse ist. Eine Ernährung mit Bio-Nahrungsmitteln stellt sicher, dass dem Körper täglich die

Salvestrole zugeführt werden, die er für die Vernichtung von Krebszellen benötigt. Eine solche Ernährungsweise erklärt die niedrigen Krebsraten bei Völkern, die sich noch immer vornehmlich von traditionell angebautem Obst und Gemüse ernähren. Im Körper bilden sich unablässig Krebszellen. Durch eine biologische Ernährung können Salvestrole in Zusammenwirkung mit dem Rettungsenzym CYP1B1 die Bildung von Krebszellen und voll ausgereiften Krebszellen verhindern.

In den Industrieländern herrscht jedoch eine andere Situation. Hier grassieren Krebserkrankungen in der gesamten Gesellschaft. Die Aufnahme von Salvestrolen über die Ernährung erfolgt in den westlichen Ländern im günstigsten Fall rein zufällig. Selbst bei Menschen, die sich nur mit Bio-Produkten ernähren, kann die Aufnahme von Salvestrolen unzureichend sein, wenn es sich bei den verzehrten Obst- und Gemüsesorten um neue Sorten handelt, die so gezüchtet wurden, dass sie süßer schmecken. Darüber hinaus wissen die Menschen nur äußerst wenig über Salvestrole und kennen die Inhibitoren nicht, die die Fähigkeit des Rettungsenzyms beeinflussen, Salvestrole zu metabolisieren.

Kurz, die westliche Welt kämpft mit einer Vielzahl voll ausgebildeter Krebserkrankungen und zugleich mit vielen Risikofaktoren, die sich aus dem Lebensstil und der Beschaffenheit der Arbeitsplätze ergeben und so die Ausbreitung dieser Volkskrankheit fördern. Eine Ernährungsumstellung allein reicht für Krebsgefährdete oder Krebsleidende wahrscheinlich nicht aus.

DIE ENTWICKLUNG EINES SALVESTROL –
NAHRUNGSERGÄNZUNGSMITTELS

Bei ihren Gespräche über den geringen Salvestrolgehalt der Nahrung kamen Professor Potter und Anthony Daniels zu dem Schluss, dass ein Nahrungsergänzungsmittel entwickelt werden müsse; so gründeten sie das Unternehmen Nature's Defence (UK) Ltd. und setzten ihre Forschung fort. Nature's Defence wurde im Januar 2004 aus der Taufe gehoben – begleitet von etlichen gemeinsam erarbeiteten und auf wissenschaftlichen Erkenntnissen beruhenden Veröffentlichungen über den Nutzen von Salvestrolen.

Anthony Daniels versuchte herauszufinden, welche Obst- und Gemüsesorten die besten Salvestrolquellen sind. Zu diesem Zweck untersuchte er Tausende von Nahrungsmitteln, überwiegend im Labor. Ein erstaunliches Ergebnis: Es gibt über fünfhundert Tangerinensorten, von denen weniger als fünf Sorten potenzielle Salvestrollieferanten sind! Dennoch gelang es ihm, eine Liste möglicher Obstsorten als Salvestrolquellen zusammenzustellen.

Dabei stellte sich die Frage, aus welchen Teilen der Welt ausreichend große Mengen an biologisch angebauten Pflanzen mit einem zuverlässig hohen Salvestrolgehalt bezogen werden könnten – in Großbritannien könnte man die zur Herstellung eines Nahrungsergänzungsmittels benötigten Mengen sehr wahrscheinlich nicht finden können. Über seine weltweiten Kontakte in der Lebensmittelindustrie gelang es Anthony Daniels, die besten Lieferanten zu finden.

Nachdem das Problem gelöst war, die Lieferung ausreichender Mengen an Früchten sicherzustellen, musste nur noch eine letzte Hürde genommen werden: Es galt, die Salvestrole so zu extrahieren, dass jede Kapsel die Salvestrolmengen enthielt, die nach wissenschaftlichen Erkenntnissen empfohlen werden kann. Anthony nutzte seine Kenntnisse, die er bei der Suche nach einem Ersatz für die in der Bananenindustrie eingesetzten Agrochemikalien gesammelt hatte, und entwickelte eine Kohlendioxid (CO_2)-Extraktionsmethode für die Isolierung von Salvestrolen aus den Tausenden von Phytonutrienten, die in Früchten vorkommen. Nachdem diese Hindernisse aus dem Weg geräumt waren, konnte Nature's Defence diese Erkenntnisse zum Nutzen der Menschen einsetzen, die sie im Kampf gegen ihre Krankheit benötigten.

OPTIMIERUNG DER SALVESTROL-WIRKSAMKEIT

Salvestrole und das Rettungsenzym CYP1B1 sind eine wirklich außergewöhnliche Entdeckung. Um die Wirksamkeit der Salvestrole zur Förderung der eigenen Gesundheit zu optimieren, sollten einige Punkte beachtet werden.

ERNÄHRUNG

Zunächst einmal empfiehlt sich eine Umstellung der Ernährung. Die Forschungsergebnisse unterstreichen den Nutzen von biologisch angebauten Nahrungsmitteln. Neben dem bereits erforschten besonderen Wert von Salvestrolen ist noch weitere Forschung erforderlich, um die verschiedenen Bestandteile der Nahrungsmittel zu identifizieren, die wir verzehren – dann können in diesen Nahrungsmitteln sicherlich noch weitere nützliche Wirkstoffe entdeckt werden. Der Verzehr großer Mengen an biologisch angebauten Früchten, Beeren, Gemüsesorten und Kräutern optimiert die

Wirksamkeit der Salvestrole, stellt dem Körper zusätzliche Salvestrole zur Verfügung und stellt eine Ernährungsweise dar, von der Sie für den Rest Ihres Lebens gesundheitlich profitieren werden.

Nicht jeder Mensch lebt in einer Gesellschaft, in der ausreichende Mengen an Bio-Lebensmitteln zur Verfügung stehen. Der Verzehr von Bio-Produkten, die jeweils vor Ort angebaut und verkauft werden, bedeutet eine enorme Verbesserung der Ernährung. Indem Sie die vor Ort angebotenen Nahrungsmittel um die Produkte ergänzen, die Sie in Ihrem eigenen Garten anbauen, können Sie einen hohen Nährstoffgehalt Ihrer Ernährung sicherstellen.

Wenn Sie vermehrt Bio-Produkte verzehren und auf Produkte verzichten, die nicht aus ökologischem Anbau stammen, können Sie Ihre eigene Belastung mit Agrochemikalien drastisch reduzieren. Da viele Agrochemikalien – einschließlich CYP1B1 – die menschlichen Enzyme hemmen, lohnt sich eine solche Ernährungsumstellung auf jeden Fall.

Wenn Sie im Handel keine Bio-Produkte bekommen können, legen Sie die Produkte für ungefähr eine Stunde in Wasser, das mit 5–10 % Essig gemischt wurde. Dieses Essigwasser schwemmt die schädlichen Chemikalien aus dem Produkt, was Ihrer Gesundheit zuträglich ist; allerdings können Sie auf diese Weise den Nährstoffgehalt des Produkts nicht erhöhen.

BEWEGUNG

Der zweite Faktor: ausreichende körperliche Bewegung. Einfache sportliche Tätigkeiten jeden Tag regen die Sauerstoffversorgung des Körpers an. Es gibt viele gute Gründe, sich mehr zu bewegen. Im Zusammenhang mit unserem Thema soll hier nur festgestellt werden, dass eine gute Sauerstoffversorgung des Körpers entscheidend ist, damit das Rettungsenzym CYP1B1 effektiv und effizient wirksam werden kann. Darüber hinaus kann der Körper auch mit einer hyperbaren Sauerstofftherapie ausreichend mit Sauerstoff versorgt werden; dann steht dem CYP1B1-Enzym der Sauerstoff zur Verfügung, den es für ein effizientes Wirksamwerden benötigt.

BIOTIN

Zusätzlich zu einer Ernährungsumstellung und körperlicher Bewegung kann auch die Einnahme von Biotin Vorteile bringen. Biotin (oder Vitamin H) regt die Produktion von CYP1B1 an und trägt somit zu einem verstärkten Metabolismus von Salvestrolen bei. Biotin ist zudem ein Inhibitor von NFkB, einem Transkriptionsfaktor, der für das Überleben von Tumoren von Bedeutung ist. Relativ kleine Mengen an Biotin fördern diese Wirkungsmechanismen.

Biotin ist ein nicht selektiver Enzym-Induktor. Bei einer Chemotherapie ist die Einnahme von Biotin nicht zu empfehlen, da eine Induzierung der Enzyme die Wirksamkeit der Chemotherapie verringert – der Grund hierfür ist der Metabolismus der durch Biotin induzierten Enzyme.

Eine Ernährung mit viel biologisch angebautem Obst und Gemüse, bei der oft die ganzen Früchte verzehrt werden, versorgt den Körper ausreichend mit Biotin.

Die nachfolgenden Obst- und Gemüsesorten enthalten Biotin.

Äpfel	Dicke Bohnen	Himbeeren
Artischocken (Kugel)	Blumenkohl	Rhabarber
Avocado	Mangold	Erdbeeren
Bananen	Grapefruit	Tomaten
rote & schwarze Johannisbeeren	Erbsen	Wassermelonen

(Diese Liste nennt lediglich einige Beispiele und erhebt keinen Anspruch auf Vollständigkeit.)

Bei Einnahme eines Biotin-Nahrungsergänzungsmittel reicht eine Dosierung von 1 mg (1000 μg) pro Tag aus. Die Einnahme einer höheren Tagesdosis ist nicht zu empfehlen.

MAGNESIUM UND NIACIN (VITAMIN B3)

Weitere Vorteile bieten Niacin, Nicotinamid und Magnesium. Niacin und Magnesium regen die Aktivierung von Salvestrolen an. Die Einnahme der empfohlenen Tagesdosis (ETD) an Niacin und Magnesium ist hierfür ausreichend. Studien belegen, dass die CYP1B1-Aktivität um 50% sinkt, wenn nicht ausreichend Magnesium vorhanden ist.

Um den empfohlenen Tagesbedarf an Niacin oder Nicotinamid zu erreichen, sollte ein mittelstark dosierter Vitamin B-Komplex eingenommen werden, da so ein Ungleichgewicht mit anderen B-Vitaminen im Körper vermieden wird. Eine Ernährung mit viel Obst und Gemüse, bei der oft die ganzen Früchte verzehrt werden, deckt den benötigen Tagesbedarf.

Die folgenden Obst-und Gemüsesorten enthalten Magnesium:

Artischocken (Kugel)	Mangold	Okra
Avocado	Feigen	Erbsen
Bananen	Grünkohl	Speisekürbis
Bohnen	Salat	Wirsing
Brokkoli	Champignons	Spinat

(Diese Liste nennt lediglich einige Beispiele und erhebt keinen Anspruch auf Vollständigkeit.)

Die folgenden Obst- und Gemüsesorten enthalten Niacin:

Spargel	Datteln	Pfirsiche
Avocado	Feigen	Kartoffeln mit Schale
Brokkoli	Grünkohl	Rhabarber
Karotten	Salat	Spinat
Mangold	Mango	Süßkartoffeln
Mais	Champignons	Tomaten

(Diese Liste nennt lediglich einige Beispiele und erhebt keinen Anspruch auf Vollständigkeit.)

EISEN

CYP1B1 trägt – wie auch andere CYP-Enzyme – ein Eisen-Ion als Zentralatom, das die Oxidation verschiedener Stoffe auslöst, die in den Körper eingedrungen sind. CYP1B1 ist damit in der Lage, Salvestrole zu Metaboliten umzusetzen, die den Zelltod der erkrankten Zellen herbeiführen. Krebspatienten leiden häufig unter einer Anämie, wodurch die Biogenese von Rettungsenzymen wie CYP1B1 beeinträchtigt wird. Es ist daher wichtig, die empfohlene

Tagesdosis (ETD) an Eisen entweder über die Ernährung oder Nahrungsergänzungsmittel sicherzustellen. An Anämie erkrankte Personen sollten ihren Eisenbedarf mit ihrem Arzt abklären.

In unserer Ernährung liegt Eisen in zwei Formen vor: als Eisen und als Hämeisen. Hämeisen ist im Vergleich zu Nicht-Hämeisen leicht resorbierbar. Hämeisen ist in Fleisch, Geflügel, Fisch und Schalentieren enthalten. Nicht-Hämeisen ist in Obst, Gemüse, Kräutern und Samen enthalten. Wenn Eisen über pflanzliche Nahrungsmittel aufgenommen wird, sollte in der Mahlzeit immer auch Vitamin C enthalten sein, um die Resorption von Eisen zu fördern. Pflanzliche Nahrungsmittel liefern weniger Eisen als tierische Nahrungsmittel.

Die folgenden Nahrungsmittel sind Quellen für Hämeisen:

Rindfleisch	Heilbutt	Thunfisch
Hühnerleber	Austern	Truthahn
Muscheln	Schweinefleisch	
Krabbenfleisch	Garnelen	

(Diese Liste nennt lediglich einige Beispiele und erhebt keinen Anspruch auf Vollständigkeit.)

Die folgenden Obstsorten, Gemüsesorten und Kräuter liefern Nicht-Hämeisen:

Aprikosen	Trauben	Kürbis
Artischocken	Paprika	Rosmarin
schwarze Johannisbeeren	Pfirsiche	Spinat
Kohl	Erbsen	Thymian
Zimt	Pflaumen	Brunnenkresse
Feigen	Kartoffeln	

(Diese Liste nennt lediglich einige Beispiele und erhebt keinen Anspruch auf Vollständigkeit.)

VITAMIN C

Um die Resorption des aus pflanzlichen Quellen aufgenommenen Eisens zu unterstützen, muss die Nahrung Vitamin C enthalten. Vitamin C regt das Immunsystem dazu an, Zelltrümmer zu beseitigen, die sich durch Apoptose angesammelt haben. Außerdem wirkt Vitamin C als Antioxidans, das den Abbau von Salvestrolen im Körper verhindert. Orthomolekulare Ärzte setzen seit vielen Jahren Vitamin C im Rahmen ihrer Behandlungsmethoden für Krebspatienten ein *(Fuller F, 2011).*

Die folgenden Obstsorten, Gemüsesorten und Kräuter enthalten Vitamin C:

schwarze Johannisbeeren	Loganbeeren	rote Johannisbeeren
Brokkoli	Orangen	Hagebutte
Rosenkohl	Papaya	Erdbeeren
Guave	Petersilie	Wolfsbeere
Kiwis	Pflaumen	
Zitronen	rote Paprika	

(Diese Liste nennt lediglich einige Beispiele und erhebt keinen Anspruch auf Vollständigkeit.)

Bei Einnahme eines Vitamin C-Nahrungsergänzungsmittels reicht eine Dosierung von 1 Gramm drei Mal täglich aus. Für die Einnahme höherer Dosierungen sollten Sie einen Arzt konsultieren.

ÜBERSICHT DER COFAKTOREN:

Cofaktor:	Tägliche Dosis
Biotin	1 mg
Magnesium	ETD
Niacin (Vitamin B3)	ETD
Eisen	ETD
Vitamin C	1–3 g

EINIGE SEHR WERTVOLLE NAHRUNGSMITTEL

Es gibt einige Nahrungsmittel, die nicht nur Salvestrole, sondern zudem noch eine Vielzahl von wichtigen Cofaktoren wie Biotin, Magnesium, Niacin, Eisen und Vitamin C enthalten.

Beim Verzehr von Nahrungsmitteln, die sowohl Salvestrole als auch Cofaktoren enthalten, profitieren Sie besonders gut von den Salvestrolen. Besonders optimal ist die Wirksamkeit, wenn die verzehrten Nahrungsmittel aus ökologischem Anbau stammen. Im Folgenden werden diese Nahrungsmittel in drei Kategorien gegliedert: Obst, Kräuter und Gemüse.

Salvestrol-reiches Obst:	anwesende Cofaktoren				
schwarze Johannisbeeren:	Biotin			Eisen	Vitamin C
Feigen:		Magnesium	Niacin	Eisen	
Himbeeren:	Biotin	Magnesium			Vitamin C

Salvestrol-reiche Kräuter:	anwesende Cofaktoren			
Basilikum:	Magnesium	Niacin	Eisen	Vitamin C
Minze:	Magnesium	Niacin	Eisen	Vitamin C
Petersilie:	Magnesium	Niacin	Eisen	Vitamin C

Salvestrol-reiches Gemüse:	anwesende Cofaktoren				
Avocado:	Biotin	Magnesium	Niacin	Eisen	Vitamin C
Mangold:	Biotin	Magnesium	Niacin	Eisen	Vitamin C
Erbsen:	Biotin	Magnesium	Niacin	Eisen	Vitamin C
Grüne Bohnen:	Biotin	Magnesium	Niacin	Eisen	Vitamin C

Vielleicht fragen Sie sich bei der Betrachtung dieser drei Listen mit den besonders wertvollen Nahrungsmitteln, wie Sie möglichst viele davon am besten nutzen können? Hier ein Vorschlag: Bereiten Sie daraus einen Wrap zu.

Schneiden oder hacken Sie Avocado, Mangold, Erbsen, grüne Bohnen, frisches Basilikum und frische Petersilie in kleine Stücke.

Mischen Sie zwei Esslöffel Olivenöl (aus Steinölmühlen), zerdrückte Himbeeren, zerdrückte schwarze Johannisbeeren und schwarzen Pfeffer zu einem Salatdressing.

Heben Sie das klein geschnittene Gemüse und die Kräuter unter das Dressing. Geben Sie die Mischung auf einen Wrap – und jetzt einfach aufrollen und servieren!

Wenn Sie tatsächlich Bioprodukte verwenden, ist dieser Wrap ein einfacher und leicht zubereitender Snack, der Sie mit Salvestrolen, Biotin, Magnesium, Niacin, Eisen und Vitamin C perfekt versorgt.

8.
UNSERE ERNÄHRUNG
– DIE GRUNDLAGE DES
SALVESTROL-KONZEPTS

Salvestrole sind *„der größte Durchbruch auf dem Gebiet der Ernährung seit der Entdeckung der Vitamine".*

❖ DAN BURKE, PH.D.

Wir müssen uns immer wieder bewusst machen, dass das Salvestrol-Konzept einen Rettungsmechanismus darstellt, der seine Grundlagen in der Ernährung hat. Dies scheint das wohl wichtigste Merkmal dieser Entdeckung sein. Wir neigen dazu, den Wert unserer Nahrung zu unterschätzen und unsere Nahrungsmittel einfach nur als ‚Kraftstoff' oder als nettes ‚Zubehör' zu betrachten, wenn wir mit Verwandten oder Freunden gemeinsam essen. Das Salvestrol-Konzept erinnert uns daran, wie wichtig unsere Ernährung und hochwertige Nahrungsmittel sind. Es ist die Nahrung, die uns am Leben erhält und – wie das Salvestrol-Konzept so deutlich zeigt – sind es die Nahrungsmittel, die uns gesund erhalten oder uns die Gesundheit zurückgeben.

CYP1B1 metabolisiert die in unseren Nahrungsmitteln (in Obst, Gemüse und Kräutern) enthaltenen Salvestrole und bewirkt so die Zerstörung ‚entarteter' Zellen. Aufgrund dieses Wirkmechanismus muss im Rahmen des Salvestrol-Konzepts keineswegs nach speziellen Beeren, Obst- und Gemüsesorten oder Wurzeln in weit entfernten Ländern gesucht werden.

EIN BLICK ZURÜCK

Der Rettungsmechanismus der Salvestrole entwickelte sich vor ungefähr 150 Millionen Jahren zuerst in Säugetieren und ist heute auf der ganzen Welt verbreitet. Salvestrolreiche Nahrungsmittel sind auf allen Kontinenten zu finden. Wir brauchen nicht zu fürchten, dass ausschließlich solche Beeren die Wirkstoffe für den Salvestrol-Rettungsmechanismus enthalten, die nur am Fuße des Himalajagebirges, im Dschungel am Amazonas oder in den gemäßigten Regenwäldern entlegener Inseln zu finden sind. Salvestrole finden wir in unserem eigenen Garten, unabhängig davon, wo wir leben.

Wie bereits dargelegt, stellt der geringe Salvestrolgehalt in der modernen Ernährung ein Problem dar. Die Forschung konnte nachweisen, dass die Menschen im viktorianischen Zeitalter, also im 19. Jahrhundert, ungefähr 12 mg Salvestrole über die Nahrung aufnahmen. Im Vergleich dazu enthält die tägliche moderne Nahrung lediglich 2 mg Salvestrole.

DAS SALVESTROL-PUNKTESYSTEM

Um die Salvestrolmengen in unserer Ernährung berechnen zu können und so eine ausreichende Versorgung sicherzustellen, entwickelten die Forscher von Nature's Defence ein Punktesystem und eine Vielzahl von einfachen Rezepten.

Wie zuvor beschrieben, ist die Selektivität die am meisten gewünschte Eigenschaft eines Anti-Krebswirkstoffs, da ein tumorspezifischer

Wirkstoff das gesunde Gewebe unversehrt lässt. Je selektiver ein Anti-Krebswirkstoff, desto effizienter und effektiver ist seine Wirksamkeit. Die einzelnen Salvestrole unterscheiden sich hinsichtlich ihrer Selektivität (ihrer Wirkungsstärke). Das bedeutet, dass von jedem einzelnen Salvestrol unterschiedliche Mengen benötigt werden, um die jeweils gleiche Wirkung zu erzielen: So entspricht 1 mg S55 beispielsweise 2.300 mg S40.

Unsere Nahrung versorgt uns nicht nur mit einem einzigen Nährstoff – sie liefert eine Vielzahl an Nährstoffen, einschließlich Salvestrolen, was der Gesundheit zugutekommt. Unser Körper ist in der Lage, sowohl die benötigten Nährstoffe, wie z. B. Salvestrole, als auch synergetische Cofaktoren und weitere gesundheitsfördernde Nährstoffe aufzunehmen.

Aus diesem Grund werden – wie bei Pharmazeutika ansonsten üblich – die benötigten Salvestrolmengen nicht in der Maßeinheit Milligramm berechnet. Um die unterschiedlichen Wirkungsstärken der einzelnen Salvestrole berücksichtigen und sämtliche in der Nahrung vorkommenden Salvestrole einbeziehen zu können, wurde ein Punktesystem zur Bestimmung einer standardisierten Salvestrol-Gesamtmenge entwickelt.

Das Punktesystem legt die tägliche Salvestrol-Mindestmenge zugrunde, die in der viktorianischen Zeit in der

Nahrung enthalten war. 12 mg Salvestrole in der Nahrung des 19. Jahrhunderts wurden 100 Salvestrol-Punkten gleichgesetzt. Dabei entsprechen 100 Salvestrol-Punkte der Mindestdosierung, die täglich zur Erhaltung der Gesundheit aufgenommen werden sollte. 2 mg Salvestrole, die ein Mensch heutzutage über ‚moderne‘ Nahrungsmittel aufnimmt, entsprechen im günstigsten Fall 17 Salvestrol-Punkten. Ein gesunder Mensch sollte zur Erhaltung seiner Gesundheit jedoch täglich 350 Salvestrol-Punkte erreichen. Menschen mit einer schweren Erkrankung benötigen weitaus höhere Salvestrolmengen. Die pharmakokinetische Forschung zeigt, dass Salvestrole nach der Einnahme üblicherweise relativ schnell die höchste Konzentration im Blut erreichen und die Konzentration danach langsam wieder auf Null absinkt. Darüber hinaus belegen Studien, dass die metabolische Aktivität effektiver ist und länger anhält, wenn die entsprechende Salvestrolmenge gleichzeitig (z. B. bei einer einzigen Mahlzeit), anstatt in kleineren Mengen über den Tag verteilt verzehrt wird.

Der Verzehr der berechneten Salvestrol-Punkte pro Tag entspricht den täglich aufgenommenen Salvestrolmengen in der viktorianischen Zeit, d. h. einer Aufnahme bei allen täglichen Mahlzeiten und Zwischenmahlzeiten, und gewährleistet eine konsistente Salvestrolkonzentration im Blut während des gesamten Tages. Nachts kann der Körper dann die während des Tages abgetöteten Zellen beseitigen.

Zu den ‚Salvestrolreichhaltigsten Rezepten‘, die sich aus einer Analyse von über 8000 Rezepten ergaben, sind jeweils die Salvestrol-Punkte angegeben, die mit dem Gericht aufgenommen werden können, das nach dem jeweiligen Rezept zubereitet wurde. Bei diesen Rezepten wird von nicht biologisch angebauten Obst- und Gemüsesorten sowie Kräutern ausgegangen, da zumeist solche Produkte bei der Zubereitung von Mahlzeiten zum Einsatz kommen. Sollten Sie Bio-Produkte verwenden, können Sie die zu jedem Rezept genannten Salvestrol-Punkte mit dem Faktor drei multiplizieren.

REZEPTE: SALVESTROL-PUNKTE IN DER PRAXIS

Um Ihnen zu verdeutlichen, wie das Punktesystem funktioniert, nehmen wir als Beispiel ein sehr einfaches Rezept mit kleinen, wilden Karotten und frischer Minze – dieses Gericht können Sie zu einer Abendmahlzeit servieren.

Die Karotten werden gewaschen (nicht geschält), kurz in Wasser gekocht und mit Butter, etwas Honig und einer Garnitur aus frischer Minze serviert; pro Personen gehen wir von 3 Karotten aus. Ein solches Gericht liefert pro Person 5 Salvestrol-Punkte.

Wenn Karotten und Minze aus ökologischem Anbau verwendet werden, liefert dieses Gericht also 15 Salvestrol-Punkte pro Person.

Wenn Sie bei jeder Mahlzeit salvestrolreiche Zutaten kombinieren und salvestrolreiche Snacks zu sich nehmen, können Sie pro Tag 100 Salvestrol-Punkte erreichen. Verzehren Sie jedoch in erster Linie Bio-Produkte, so können Sie das Ziel von 100 Salvestrolpunkten noch viel einfacher erreichen.

Es ist kein Grund zur Sorge, wenn Sie mehr als 100 Salvestrol-Punkte pro Tag zu sich genommen haben. Salvestrole sind ein natürlicher Bestandteil unserer Nahrung und die Einnahme von mehr als 100 Salvestrol-Punkten ist vollkommen ungefährlich.

Um täglich 100 Salvestrol-Punkte zu erreichen, muss der Verzehr von Obst, Gemüse und Kräutern deutlich gesteigert werden. Nach unserem obigen Karotten-Rezept müssten wir 60 Karotten aus herkömmlichem Anbau verzehren, um auf 100 Salvestrol-Punkte zu kommen. Diese Punktezahl kann im gleichen Rezept jedoch mit nur 20 Bio-Karotten erreicht werden. Selbstverständlich isst niemand täglich so viele Karotten. Wenn wir uns auf Obst-und Gemüseeinheiten anstatt ausschließlich auf Karotten konzentrieren, erkennen wir, dass wir unseren Verzehr von Obst und Gemüse steigern müssen, v. a. wenn wir Produkte aus nicht ökologischem Anbau verwenden. Weitere salvestrolreiche Rezepte finden Sie in Anhang 4.

Salvestrol-Rezepte, bei denen die entsprechenden Punkte pro Portion angegeben sind, erhalten Sie über Nature's Defence.

9.
EIN ANLASS FÜR OPTIMISMUS

„Die Kunst der Medizin besteht darin, den Patienten
zu unterhalten, während die Natur die Krankheit
heilt."

❖ VOLTAIRE

Im Zusammenhang mit dem Salvestrol-Konzept gibt es einige erwähnenswerte, interessante und spezielle Bereiche, von denen im Folgenden nur drei kurz erläutert werden sollen. Dabei wird insbesondere auf einige Bereiche eingegangen, in denen die Prognosen für die Patienten, die sich für herkömmliche Behandlungsmethoden entschieden, besonders schlecht waren.

EIERSTOCKKREBS

Der erste Bereich: Eierstockkrebs. Es wurde nachgewiesen, dass Eierstockkrebs und seine Metastasen das

CYP1B1-Enzym im Überfluss produzieren – in bis zu sechs Mal höheren Konzentrationen als bei anderen untersuchten Krebsarten *(McFadyen MCE, et al., 2001).*

Folgendes liegt auf der Hand: Je mehr CYP1B1-Enzyme vorhanden sind, desto größer ist die Chance, dass bestimmte Salvestrole im Organismus der an Eierstockkrebs erkrankten Person aktiviert werden, um so den Zelltod der Krebszellen herbeizuführen. Das ist für Patientinnen mit Eierstockkrebs natürlich eine sehr gute Nachricht und spricht für eine Ernährung, die reich an biologisch angebauten Obst- und Gemüsesorten und somit reich an Salvestrolen ist.

MESOTHELIOM

CYP1B1 wurde in den bösartigen Zellen von 98 % aller Mesotheliom-Fälle – ähnlich wie bei Eierstockkrebs – im Überfluss nachgewiesen. Auch in diesem Fall können die hohen CYP1B1-Konzentrationen den Zelltod auslösen, wenn ausreichend hohe Salvestrolmengen im Organismus von Mesotheliom-Patienten vorliegen. Aufgrund der schlechten Heilungschancen durch eine herkömmliche Therapie sollten an Mesotheliom erkrankte Personen ihre Ernährung auf salvestrolreiche Nahrungsmittel umstellen.

HAUSTIERE

Das CYP1B1-Enzym – unser Rettungsenzym, wie Professor Potter es gerne nennt – wird nicht nur im menschlichen Organismus exprimiert, sondern auch in den Zellen von Tieren. Im Organismus einer Vielzahl von Fischen, Aalen, Seehunden, Delphinen und Fröschen sowie Fruchtfliegen,

Mäusen, Ratten, Kühen und Hunden wird das CYP1B1-Enzym oder zumindest ein vergleichbares Enzym exprimiert. Wer also beobachten konnte, wie Fruchtfliegen an Krebs starben, darf sich sicher sein, dass dieses Obst nicht aus biologischem Anbau stammte!

Hundeliebhaber werden die Bedeutung von CYP1B1 für Haustiere schnell erkennen. Viele Familien haben bereits ein Haustier an Krebs verloren, und wenn CYP1B1 aufgrund seiner Fähigkeit, Salvestrole zu metabolisieren, als Rettungsenzym für Menschen dienen kann, könnte es vielleicht auch bei Tieren eine ähnliche Funktion übernehmen. Sicherlich haben Sie schon bemerkt, dass Hunde pflanzliche Nahrung fressen, wenn sie krank sind. Vielleicht ist dies eine instinktive Verhaltensweise, um von den gesundheitsfördernden Vorteilen des Salvestrol-Konzepts profitieren zu können.

Aufgrund ihres schnellen Stoffwechsels können Hunde hohe Salvestrolmengen effizienter als Menschen verarbeiten. Bei der Gabe von Salvestrol-Nahrungsergänzungsmitteln an Hunde muss selbstverständlich das Gewicht des Hundes berücksichtigt werden, da sich Hunde in ihrer Größe deutlich voneinander unterscheiden können. Wie beim Menschen empfiehlt es sich, die Salvestrole zu den Mahlzeiten des Hundes zu verabreichen.

WEITERE ERKRANKUNGEN

Das Salvestrol-Konzept ist einer der Rettungsmechanismen des Körpers, der die Zellen abtötet, die abgetötet werden müssen. Da die führenden Forscher auf dem Gebiet der Salvestrole Krebsforscher sind, konzentrierte sich ihre Forschung auf Krebs. Im Organismus müssen jedoch viele Zellen abgetötet und beseitigt werden, und es gibt einige Hinweise dafür, dass dieser Mechanismus weit über Krebserkrankungen hinaus wirken kann.

Als die Forscher krankes Gewebe auf das Vorhandensein von CYP1B1 untersuchten, entdeckten sie, dass dieses einzigartige Enzym auch bei der Darmerkrankung Colitis ulcerosa exprimiert wird. Dies ist von großer Bedeutung, da auch diese Zellen durch den Metabolismus der Salvestrole abgetötet werden könnten. Patienten mit Colitis ulcerosa könnten von einer Ernährung, die reich an biologisch angebautem Obst und Gemüse ist, oder von Salvestrol-Nahrungsergänzungsmitteln profitieren.

Autoimmunerkrankungen zählen ebenfalls zu den Erkrankungen, bei denen ein vermehrter täglicher Verzehr von Salvestrolen helfen kann: Salvestrole tragen dazu bei, die Entzündung zu hemmen, und unterstützen die Gesundung. Autoimmunerkrankungen nehmen immer mehr zu. Immunzellen sollten eigentlich absterben, nachdem sie ihre vorbestimmte Funktion erfüllt haben. Bei bestimmten Autoimmunerkrankungen bilden sich reife Immunzellen, die ihren Wirkungsmechanismus fortsetzen und gesundes Gewebe schädigen, anstatt abzusterben. Es ist leicht erkennbar, dass sich die Entzündung bei einer salvestrolarmen Ernährung ausbreitet und bestimmte Autoimmunerkrankungen, wie z. B. Arthritis, immer weiter fortschreiten.

Wie bereits zuvor zu Resveratrol dargelegt, ergab sich das anfängliche Interesse an Resveratrol aus Untersuchungen, die die positive Wirkung von Resveratrol auf Herz-Kreislauferkrankungen belegen. Seit der Entdeckung der neuen Salvestrol-Serien gibt es erste Hinweise dafür, dass das lipophile Salvestrol S31G blutdrucksenkend wirkt. Weitere Forschungsarbeiten sind notwendig, um diesen Wirkmechanismus zu erklären.

Abschließend ist noch anzuführen, dass Salvestrole in

humanen Zellen die gleiche antimykotische Funktion wie in pflanzlichen Zellen entfalten. Das bedeutet nicht, dass ein einziges Salvestrol jede Pilzinfektion bekämpft, denn Salvestrole besitzen erregerspezifische Eigenschaften. Eine Ernährung jedoch, die reich an biologisch angebautem Obst und Gemüse ist, versorgt den Körper mit einer Reihe von Salvestrolen, die gegen viele der häufigsten Pilzinfektionen wie Candida, Fußpilz usw. wirken können.

Obschon sich das Forschungsteam vorrangig mit der Krebsforschung befasst, zeigen zusätzliche Entdeckungen, dass Salvestrole einen umfassenden gesundheitlichen Nutzen haben können.

Es ist davon auszugehen, dass die Mechanismen, die einen Zelltod bewirken, bei anderen Erkrankungen und Gesundheitsstörungen im Laufe der Zeit immer besser erforscht werden. In der Zwischenzeit kann es sicherlich nicht schaden, den Verzehr von biologisch angebautem Obst und Gemüse zu steigern.

10.
NEUESTE
ENTWICKLUNGEN

„Die beste Methode, eine gute Idee zu bekommen,
ist, viele Ideen zu haben."

❖ LINUS PAULING

Nature's Defence forscht aktiv daran, stets mehr Kenntnisse über Salvestrole, über die Quellen von Salvestrolen in der Nahrung und über die Enzyme wie CYP1B1, die Salvestrole aktivieren, zu gewinnen. Mit wachsendem Verständnis aller Faktoren, die dem Salvestrol-Konzept zugrunde liegen, wird Nature's Defence die erforderlichen Erkenntnisse gewinnen, um die Anwendungsbereiche von Salvestrolen vergrößern zu können – unabhängig davon, ob sie dem Körper über die Nahrung, ein Nahrungsergänzungsmittel oder beides zugeführt werden – und Krebskranke werden von diesem wachsenden Verständnis profitieren.

DIE VERMUTETE SYNERGIE ZWISCHEN SALVESTROLEN

S40 und S31G waren die ersten Salvestrole, die in Salvestrol-Zusammensetzungen entdeckt wurden. Der Hauptunterschied zwischen diesen beiden Salvestrolen besteht darin, dass S40 hydrophile und S31G lipophile Eigenschaften besitzt. S31G kann also sehr leicht durch Gewebe diffundieren und somit problemlos alle Körperzellen erreichen. S40 wird über den Kreislauf durch den Körper transportiert.

Jüngste Beobachtungen führten die Forscher von Nature's Defence zu der Vermutung, dass zwischen S40 und S31G – wie auch zwischen allen anderen Salvestrolen – eine synergetische Beziehung besteht, die zu einer Aktivierung und Wirksamkeit führt, die deutlich höher ist, als bei einzelnen, isolierten Salvestrolen. Darüber hinaus besitzt jedes einzelne Salvestrol seine eigenen, ernährungsbezogenen Vorteile – zusätzlich zu der Eigenschaft, von CYP1B1 metabolisiert werden zu können. Da Salvestrole normalerweise über die Nahrung aufgenommen werden, verzehren wir mit einer Mahlzeit mehr als nur ein bestimmtes Salvestrol und zusätzlich eine Vielzahl von Cofaktoren der Salvestrole – und genau daraus entsteht die vermutete Synergie zwischen verschiedenen Salvestrolen.

DIE 5ER-SERIEN DER SALVESTROLE

S55 gehört zur neuen Generation von Salvestrolen, die erst vor kurzem entdeckt wurde. Wie wir festgestellt haben, wird die Wirkungsstärke der Anti-Krebswirkstoffe anhand ihrer Selektivität gemessen, also anhand ihrer Fähigkeit,

Krebszellen zu vernichten, ohne gesundes Gewebe zu schädigen. S55 hat eine Selektivität, die ebenso hoch wie oder sogar höher als die Selektivität der Prodroge Stilserene ist – diesen Wirkstoff hatte Professor Potter für das Targeting von CYP1B1 entwickelt. Die 5er-Serien der Salvestrole erscheinen sehr vielversprechend und sind Thema umfangreicher Forschungsarbeiten.

Die Entdeckung der 5er-Serien der Salvestrole unterstreicht die unablässigen Fortschritte des Forschungsteams von Nature's Defence, das kontinuierlich auf der Suche nach weiteren interessanten Salvestrolen ist.

DIE ENTWICKLUNG NEUER PRODUKTE

Nach der Entdeckung einer neuen und höchst wirksamen Generation von Salvestrolen arbeiten die Forscher von Nature's Defence daran, umfassende Kenntnisse zu diesen Wirkstoffen zu gewinnen, um die Wirkstoffe letztendlich zu neuen Produkten verarbeiten zu können.

Die Entdeckung des Salvestrol-Konzepts hat gezeigt, dass der salvestrolbezogene Ansatz sehr viel versprechend ist und Behandlungsweisen für weitere Erkrankungen sowie zielgerichtete Behandlungen für bestimmte Krebserkrankungen möglich macht. Wenn die Zeit und die Mittel es erlauben, wird die Forschung ausgeweitet und die sich eröffnenden neuen Möglichkeiten werden dann untersucht. Es wird alles getan, um das Verständnis für die Erkrankung mit der Klassifizierung von Nahrungsmitteln zu kombinieren, um weitere gesundheitsfördernde Phytonutrientenklassen definieren zu können.

FALLSTUDIEN

In den vergangenen Jahren hatte das Forschungsteam die Gelegenheit, einige der Personen, die Salvestrole im Kampf gegen ihre Krebserkrankung einsetzen, auf ihrem Weg zu beobachten.

Im Jahr 2007 erklärten sich fünf Personen bereit, an Fallstudien teilzunehmen. Diese Personen waren an folgenden Krebsarten erkrankt: Plattenepithelkarzinom der Lunge im Stadium II–III, Hautkrebs im Stadium IV, aggressiver Prostatakrebs, Brustkrebs im Stadium III und Blasenkrebs. Alle fünf Probanden konnten vollständig von ihren Krebserkrankungen geheilt werden *(Schaefer B, 2007)*. Im Jahr 2010 beteiligten sich abermals sechs Personen an Fallstudien. Diese Personen litten an den folgenden Krebserkrankungen: Brustkrebs im Stadium III, Leberkrebs im Stadium II, Darmkrebs, rezidivierender Prostatakrebs, Prostatakrebs mit einem Gleason-Wert von 6 (3+3) und Hodgkin-Lyphom im Stadium III. Wiederum konnten alle sechs Probanden vollständig von ihren Krebserkrankungen geheilt werden *(Schaefer B, 2010)*.

Aufgrund der Beobachtungen im Rahmen dieser Fallstudien konnte die Hypothese aufgestellt werden, dass die Personen, die am besten auf die Behandlung ansprachen, ihre Ernährung und ihren Lebensstil umgestellt hatten und zusätzlich Salvestrole einnahmen. Es ist daher anzunehmen, dass die Personen am meisten von den Salvestrolen profitieren, die ihre Ernährung umstellen – also viel Obst und Gemüse aus biologischem Anbau verzehren – und außerdem auf ausreichende körperliche Bewegung achten.

Die Fallstudien zeigten darüber hinaus, dass bestimmte Personen außergewöhnlich schnell auf Salvestrole ansprechen. Außerdem scheinen selbst niedrige Salvestrol-Dosierungen auf einige Personen eine besonders vorteilhafte Wirkung zu haben. Diese Personen sind zwar in der Minderheit, doch sie werfen wichtige Fragen für weitere Forschungen auf: Warum sprechen diese Personen so schnell auf Salvestrole bzw. auf geringe Salvestrol-Dosierungen an? Kann der Organismus dieser Personen Salvestrole besser resorbieren? Kann ihr Organismus Salvestrole effektiver verstoffwechseln? Weitere Forschungen werden diese Fragen hoffentlich beantworten können.

Zurzeit werden weitere Studien durchgeführt, um den weiteren Krankheitsverlauf bei diesen 11 Personen zu verfolgen. Die Untersuchungsergebnisse werden nach Abschluss der Studie veröffentlicht. Darüber hinaus nehmen derzeit weitere Personen an neuen Fallstudien teil. Nach Abschluss dieser Studien werden neue Fallstudien zu Brustkrebs im Stadium I, Plattenepithelkarzinom im Analbereich, Eierstockkrebs, gutartiger Prostatahyperplasie und chronischer lymphatischer Leukämie veröffentlicht. Fallstudien stellen einen wichtigen Bestandteil umfassender Forschungsarbeiten dar und werden auch in Zukunft die Grundlage weiterer Forschung bilden.

SCHULUNGSANGEBOT

Viele Fachleute, die Patienten behandeln, haben Interesse an einer Schulung zu den verschiedenen Aspekten und den Anwendungsbereichen der Salvestrole geäußert. Aus diesem Grund hat Nature's Defence ein entsprechendes Schulungsprogramm entwickelt. Das Schulungsprogramm setzt sich aus verschiedenen Modulen mit anschließenden Frage-und Antwortsitzungen zusammen. Die Teilnehmer werden dazu angeregt, die vorgelegten Forschungsarbeiten zu diskutieren. Die verschiedenen Module befähigen die Teilnehmer dazu,

- die Anwendungsbereiche von Salvestrolen zu erkennen,
- Salvestrole erfolgreich bei der Behandlung ihrer Patienten einzusetzen,
- die Faktoren zu identifizieren, die Einfluss auf die Wirksamkeit der Salvestrole haben,
- eine Ernährungsweise empfehlen zu können, die eine Ergänzung mit Salvestrolen vorsieht,
- gut durchdachte Entscheidungen zur Verwendung von Salvestrolen zu treffen,
- die eventuelle Verwendung von Salvestrolen mit Kollegen zu untersuchen,
- die den Salvestrolen zugrunde liegende Wissenschaft zu verstehen,
- sachkundige Fragen zu Salvestrolen zu stellen.

Nach erfolgreicher Absolvierung des Kurses erhalten die Teilnehmer ein Zertifikat, das ihnen bescheinigt, sachkundig über die Einnahme von Salvestrolen beraten zu können. Alle Zertifikatsinhaber werden darüber hinaus auf der entsprechenden Salvestrol-Website genannt, so dass Interessenten rasch einen Spezialisten in ihrer Nähe finden können.

11.
METHODEN ZUR KREBSFRÜHERKENNUNG

„Ganz gleich, ob Sie denken, Sie können es schaffen, oder ob Sie denken, Sie können es nicht schaffen – Sie haben recht."

❖ HENRY FORD

Im Laufe der Jahre diskutierte das Forschungsteam viel über die Notwendigkeit verbesserter klinischer Testverfahren in der Krebsforschung. Im Jahr 2007 wurde daher der Entschluss gefasst, das Unternehmen „CARE Biotechnologies" zu gründen, um die Forschung nach neuen klinischen Testverfahren voranzutreiben. Die Forscher von CARE Biotechnologies arbeiten derzeit an der Entwicklung von zwei verschiedenen Bluttests für die Krebsfrüherkennung sowie für das Monitoring der Krebsprogression, für eine mögliche Individualisierung von Behandlungsmethoden und für das Monitoring von Patienten in Krebsremission.

NEUE KLINISCHE TESTS DRINGEND NOTWENDIG

Bei den derzeitig verfügbaren klinischen Tests besteht ein Problem zweifacher Art. Zum einen lässt sich mit den derzeitigen Testverfahren Krebs erst detektieren, wenn er auf 10^8 bis 10^9 Zellen gewachsen ist (Betrachten Sie den Nagel Ihres kleinen Fingers: Die Hälfte des Fingernagels entspricht einer Größe von 10^8 bis 10^9 Zellen – etwa der Größe einer Erbse). Wenn der Krebs auf 10^{12} Zellen gewachsen ist (etwa einen Liter Zellen), tritt der Tod ein. Wenn bei einem Patienten mit modernen technologischen Verfahren Krebs diagnostiziert wird, hat der Krebs bereits 75 % seines Lebenszyklus durchlaufen (Dan Burke schrieb einen ausgezeichneten Artikel zu diesem Thema: *Burke, MD, 2009*).

Zum anderen gibt es, wenn einem Patienten seine Krebsdiagnose mitgeteilt wird, für die meisten Krebserkrankungen nur wenig geeignete Methoden für das Monitoring der Krebsprogression und die Effektivität der Behandlung sowie für die Detektion eines Wiederauftretens von Krebs.

Abbildung 3 veranschaulicht die Folgen des stillen Krebswachstums. Der graue Bereich zeigt das Stadium, in dem Krebs noch nicht detektiert werden kann.

Diese Erkenntnis hat Auswirkungen auf Krebsvorsorgeuntersuchungen: Bei diesen Untersuchungen gehen die Patienten selbstverständlich davon aus, dass sie nicht an Krebs erkrankt sind. Sie lassen sich möglicherweise von einem Arzt zu Krebsvorsorgeuntersuchungen beraten, und wahrscheinlich wird dabei davon ausgegangen wird, dass die entsprechende Person nicht an Krebs erkrankt ist, obwohl sie sich eventuell schon in einem Krebsstadium befindet, jedoch an einer Stelle der Kurve in dem Bereich, in dem der Krebs nicht entdeckt werden kann. Wenn diese Person bereits ein

Krebsstadium erreicht hat, das im oberen Bereich der Kurve liegt, können Präventionsmaßnahmen das Krebswachstum verlangsamen. Ein Ausbrechen des Krebses in den nachweisbaren Bereich wird sich jedoch nicht verhindern lassen.

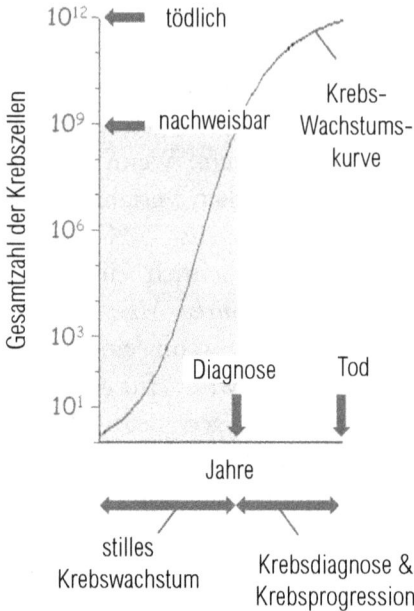

Abbildung 3. Das stille Wachstum von Krebs. Die Abbildung wurde mit freundlicher Genehmigung von Prof. Dan Burke verwendet.

Das in der Abbildung dargestellte stille Krebswachstum hat darüber hinaus Konsequenzen für Personen, die den Krebs offensichtlich besiegt haben und von ihrem Arzt die Mitteilung erhalten, sie seien ‚krebsfrei'. Diese Diagnose bedeutet möglicherweise nur, dass sich die Person wieder in einem Krebsstadium befindet, in dem der Krebs nicht detektiert werden kann. Es ist möglich, dass dieser Patient den Krebs tatsächlich besiegt hat und seinem Körper nicht mehr Krebszellen als im Körper eines gesunden Menschen nachgewiesen werden können. Die Diagnose ‚krebsfrei‘ kann jedoch auch bedeuten, dass der konsultierte Arzt mit den derzeit verfügbaren Testverfahren zur Krebserkennung keine Krebszellen in einem Krankheitsstadium nachweisen konnte (d. h. während des stillen Krebswachstums im grauen Bereich), obwohl noch eine Vielzahl von Krebszellen im Körper dieser Person vorhanden ist. Dieses Szenario ist wohl das wahrscheinlichste für Personen, die für ‚krebsfrei‘ erklärt wurden und dann innerhalb weniger Jahre die erneute Diagnose Krebs erhalten. Aufgrund des stillen Krebswachstums empfiehlt sich für diese Personen eine gesundheitsfördernde Ernährung sowie eine Änderung des Lebensstils einschließlich einer zusätzlichen Aufnahme von Salvestrolen über die Nahrung, um sicherzustellen, dass die vorhandenen Krebszellen auf die Menge reduziert werden, die nicht detektiert werden kann.

Alle genannten Faktoren summieren sich zu einem ziemlich deprimierenden Bild.

Wäre es nicht fantastisch, wenn es einen einfachen Bluttest gäbe, mit dem sich jede Krebsart aufspüren ließe – lange bevor der Krebs auf 10^8 bis 10^9 Zellen angewachsen ist? Wie viel einfacher wäre es dann, diesen Menschen wieder zu einer guten Gesundheit zu verhelfen – und wäre es nicht schön, wenn es einen einfachen Bluttest zum Monitoring jeder Krebsart gäbe, mit dem präzise festgestellt werden könnte, ob eine Behandlung effektiv ist oder nicht, und ob die therapeutische Dosierung hoch genug ist? Ein solcher Bluttest müsste sowohl für Bauchspeicheldrüsenkrebs, Brustkrebs, Nebennierenkrebs als auch für Prostatakrebs mit der gleichen Präzision genutzt werden können. Derartige Tests könnten sowohl Ärzten als auch Patienten das Leben erleichtern.

ENTWICKLUNG KLINISCHER TESTS FÜR KREBSFRÜHERKENNUNG UND KREBSMONITORING

Die Notwendigkeit neuer klinischer Tests ist offensichtlich. Eine große Bedeutung kommt den früheren Arbeiten von Professor Potter und Professor Burke zu, da sie die Grundlage für die Entwicklung solcher Bluttests darstellen, die ich oben beschrieben habe.

Wir untersuchten zunächst die uns zur Verfügung stehenden Möglichkeiten. Wir besaßen umfassende Kenntnisse zu den CYP-Enzymen und den sekundären pflanzlichen Metaboliten sowie zu ihrer Verstoffwechselung durch die CYP-Enzyme. Insbesondere kannten wir den universellen Krebsmarker CYP1B1 und die Salvestrole, also natürliche Prodrogen – und für diese beiden Stoffe kann man Untersuchungsmethoden in Körperflüssigkeiten entwickeln. Unter Berücksichtigung des Salvestrol-CYP1B1-Mechanismus müssten Stoffe vorliegen, mit denen man das Vorliegen und das Stadium einer Krebserkrankung nachweisen könnte.

Grundsätzlich müssten wir doch aufgrund unseres Know-hows rund um diesen metabolischen Mechanismus in der Lage sein, Rückschlüsse auf die Entwicklung der Erkrankung zu ziehen.

Wir entschieden uns, mit diesem umfangreichen Know-how klinische Tests für die Früherkennung jeder einzelnen Krebsart und für eine effiziente Behandlung zu entwickeln – keine kleine Herausforderung! Und bisher haben wir im Laufe dieses Projekts gelernt, dass es wirklich gut ist, Mitarbeiter im Forschungsteam zu beschäftigen, die nicht wissen, dass wir es schaffen können!

Bei der Analyse des Problems erkannten wir, dass sich zwei Ansätze anboten. Ein erster und naheliegender Ansatz war die Entwicklung einer Methode zur Detektion und Messung des

Vorhandenseins von CYP1B1. Da CYP1B1 eine intrinsische Komponente von Krebszellen ist, wäre dies ein direktes Messverfahren zur Feststellung der Erkrankung, wenn wir CYP1B1 im Blut oder im Urin nachweisen und messen könnten. Ein zweiter – wenn auch weitaus weniger naheliegender – Ansatz, war die Entwicklung einer Methode zur Detektion und Messung der metabolischen Ausschüttung von CYP1B1. Wenn wir eine starke metabolische Ausschüttung von CYP1B1 nachweisen, detektieren und messen könnten, stünde uns ein weiteres direktes Messverfahren für diese Krankheit zur Verfügung. Also entschieden wir uns, beide Ansätze zu verfolgen – und zwei universelle Krebstests zu entwickeln.

PROTEOMISCHER ANSATZ

Bei der Forschung nach einer Detektions- und Messmethode für CYP1B1 erkannten wir, dass es unsere Arbeit erheblich erleichtern würde, wenn wir einen Antikörper hätten, mit dem CYP1B1 von allen anderen, im Blut vorhandenen Komponenten isoliert werden könnte. Wir benötigten insbesondere einen Antikörper gegen eine Aminosäuresequenz, die typisch ist für CYP1B1 und sowohl die ‚wilde' Form als auch die wichtigsten Polymorphe erfasst und außerdem nicht in Bakterien zu finden ist. Wir benötigten darüber hinaus einen Antikörper, der keine wichtigen Spaltungsstellen aufweist (Stellen, an der die Sequenz aufgeschlossen und getrennt werden kann), die sich nicht in seinem Zentrum befinden. Diese Kriterien schlossen sämtliche Antikörper aus, die derzeit für CYP1B1 verfügbar sind. Wir führten umfangreiche Forschungsarbeiten durch und identifizierten mehrere Peptide, die unsere Kriterien erfüllten, und uns neue Wege für die Antikörperproduktion aufzeigten.

CYP1B1 ist ein sehr kompliziertes Enzym, für das sich nur schwer Antikörper finden lassen, die eine starke Affinität zum ausgewählten Peptid besitzen, da CYP1B1 in sehr vielen Lebensformen vorkommt und dabei identisch oder nahezu identisch mit der Form ist, in der es im menschlichen Körper vorkommt. Es gelang uns jedoch, einen Antikörper gegen ein spezifisches CYP1B1-Peptid zu finden und seine Affinität derart zu verbessern, dass er für unsere Zwecke brauchbar war.

Unsere erste Idee war es, zu untersuchen, ob wir CYP1B1 in menschlichen Tumorproben detektieren und messen könnten. Dies erschien uns zum damaligen Zeitpunkt eine gute Idee, denn wo sonst sollten wir CYP1B1 in ausreichenden Mengen finden können?

Wir arbeiteten etwa ein Jahr an Probenvorbereitungsmethoden und testeten Proben unter Einsatz der weltweit am weitesten entwickelten Geräte zur Massenspektrometrie. Wir versetzten die Tumormatrix mit CYP1B1 aus rekombinanten Quellen, und es gelang uns, das rekombinante Material, jedoch nicht das native CYP1B1 zu detektieren. Dies bereitete uns große Sorgen, denn wenn es uns nicht gelänge, CYP1B1 in Tumorproben zu detektieren und zu messen, in denen es in hohen Konzentrationen vorliegt, würden wir es weder im Blut, noch im Urin detektieren und messen können. Selbst wenn wir das rekombinante CYP in der Tumormatrix detektieren und messen könnten, hätten wir ein Problem mit der Vorbereitung der Proben und der Extraktion – wir würden das Enzym entweder nicht vom Umgebungsmaterial isolieren können, oder wir würden das Enzym mit unserer Vorbereitungsmethode zerstören.

Vor diesem Hintergrund entschieden wir, die Suche nach CYP1B1 in Geweben aufzugeben und uns auf die Detektion von CYP1B1 im Blut zu konzentrieren. Diese Entscheidung entsprach zwar dem, was man im Allgemeinen schon wusste, doch wir waren davon überzeugt, dass – wenn uns jemals eine anwendbare Diagnose- und Monitoring-Methode entwickelt würde – diese Methode für Blut- oder Urinproben geeignet sein müsste. Auch wenn wir aus Verzweiflung den Kopf gegen die Wand schlugen, könnte es genau die Wand sein, die es zu erklimmen galt. Es ist nicht so verrückt, wie es zunächst klingt – auch wenn uns alle für verrückt erklärten. Bei der Arbeit mit Blut können einige der Vorbereitungsschritte, die für Gewebe erforderlich sind, übersprungen werden, da weniger intaktes Material anfällt – man arbeitet ja bereits mit Fragmenten.

Also versuchten wir, unser CYP1B1-Peptid im Blut nachzuweisen. Letztendlich kamen wir zu den gleichen Ergebnissen wie bei Gewebe! Wir versetzten Blut mit rekombinantem CYP1B1 und konnten es im Blut identifizieren, jedoch kein natives CYP1B1 detektieren. Immer wieder hörten wir nur ‚Ich hab's euch doch gesagt' – bis ein Mitglied des Teams auf den genialen Einfall kam, es mit größeren Blutmengen zu versuchen! Wir vergrößerten die ursprüngliche Probenmenge und es gelang uns, das native Peptid zu detektieren und zu messen.

PROTEOMISCHE ERGEBNISSE

Das natürlich vorhandene CYP1B1-Peptid wurde mit einer Antikörper-Affinitätstechnik sowohl in 20 µl als auch in 200 µl Plasma-Auszügen von Krebspatienten sicher nachgewiesen. Die Konzentration an natürlichem CYP1B1 in diesen Proben wurde mit ~200 amol/µl des Plasma vorgegeben. Anschließend wurde das Ergebnis an 5 weiteren Proben reproduziert:

Muster	CYP1B1-Konzentration (amol/ml des Plasmas)
1	12,5
2	2,0
3	9,4
4	9,2
5	4,9

In diesen Proben konnten niedrigere Peptid-Gehalte mit Konzentrationen an natürlichem CYP1B1 im Bereich von 2 bis 12,5 amol/µl des Plasmas nachgewiesen werden *(Schaefer B, 2010)*.

Wir verbesserten unsere Probenvorbereitungsmethoden und begannen mit umfangreichen Tests an klinischen Proben von Personen, die an Darmkrebs, Eierstockkrebs und Lungenkrebs erkrankt waren. Es gelang uns, unser Peptid und somit CYP1B1 bei diesen Krebsarten zu detektieren. Darüber hinaus konnten wir CYP1B1 in einem proteomischen Standard nachweisen – diese Plasmaprobe repräsentiert das Plasma von einer Vielzahl von gesunden Personen und wurde mit spezifischen Mengen an bekannten Blutbestandteilen versetzt, um Analysegeräte wie Massenspektrometer zu kalibrieren. Der Nachweis von CYP1B1 in einem proteomischen Standard diente uns bis zur Entwicklung weiterer Tests als Grundlage für die Mindestmengen, die bei gesunden Personen vorliegen. Die Menge, die in diesem proteomischen Standard nachgewiesen wurde, war erwartungsgemäß recht gering, da im Körper gesunder Personen zu jedem beliebigen Zeitpunkt nur sehr wenige Krebszellen vorhanden sind.

Die gemessenen CYP1B1-Konzentrationen in den Proben von Lungenkrebspatienten lagen zwischen 92- und 6291-mal so hoch wie der Hintergrundwert in einem proteomischen Standard und zeigten so deutlich an, wie weit die Krankheit fortgeschritten war.

Diese Daten verglichen wir mit der Abbildung des stillen Krebswachstums, und stellten einige Berechnungen zur Bestimmung einer neuen Detektionsgrenze an. Abbildung 4 zeigt, wie wir mit Hilfe des proteomischen Krebstests Lungenkrebs ungefähr 5,7 Jahre früher als mit den derzeit verfügbaren Testmethoden nachweisen können. Für den Lebenszyklus von Lungenkrebs bedeutet eine Detektion von Krebs um 5,7 Jahre früher als derzeit möglich den Unterschied zwischen roten Rosen und weißen Rosen oder zwischen Lachen und Weinen – leben, nicht sterben!

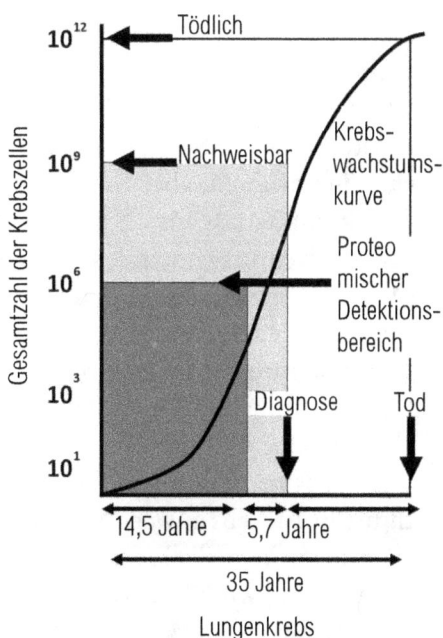

Abbildung 4. Neuer Grenzbereich für die Detektion von Lungenkrebs

PROTEOMISCHE ZUSAMMENFASSUNG

Zurzeit verfügen wir über eine Probenvorbereitungsmethode und einen Antikörper (einen Test), mit dem wir Krebs über den Nachweis von CYP1B1 im Plasma unmittelbar detektieren und messen können. Wenn wir unser Peptid in Ihrem Blut mit Hilfe dieses Tests identifizieren, sind Sie an Krebs erkrankt – es gibt hierbei keinen falschen Alarm – Sie sind an Krebs erkrankt.

Wir haben an der Entwicklung von Forschungsinstrumenten gearbeitet, konnten jetzt jedoch einen Massenspektrometer finden, der für die Anwendung in klinischen Laboren entwickelt wurde. Wir sind davon überzeugt, dass wir mit diesem Instrument in der Lage sind, einen Test für die routinemäßige Nutzung in klinischen Laboren entwickeln zu können.

Wir müssen jetzt noch eine Vielzahl von Experimenten zur Methodenverbesserung, Stabilität, Validierung und zum Methodentransfer durchführen, aber zumindest wissen wir zum derzeitigen Zeitpunkt, dass wir CYP1B1 im Blut finden und messen können – wenn es vorhanden ist. Einer der Vorteile dieses Tests besteht darin, dass er einfach und bequem an jedem Patienten vorgenommen werden kann. Wie bei jedem anderen Bluttest muss der Patient lediglich einen Arm für eine Blutabnahme hinhalten. Außerdem schätze ich an diesem Test, dass er eine unmittelbare Detektions- und Messmethode für Krebs ist, und sowohl für Bauchspeicheldrüsen- als auch für Brustkrebs anwendbar ist – also für alle Krebsarten. Ein weiterer Vorteil dieses Tests besteht darin, dass er hochsensitiv ist und wir können sicherlich davon ausgehen, die Sensitivität weiter steigern zu können.

METABOLISCHER ANSATZ

Wir kennen die verschiedenen Substrate von CYP1B1, d. h. wir wissen, welche Stoffe das Enzym verstoffwechselt, und insbesondere besitzen wir umfangreiche Kenntnisse zu den Salvestrolen, die das Enzym vor allem verstoffwechselt. Was geschieht also, wenn ein Mensch Salvestrole aufnimmt?

In unserer Nahrung kommen Salvestrole in zwei Formen vor: als Glycoside und als Aglycone – in der Nahrung zu etwa 80 % als Glycoside und zu 20 % als Aglycone, in Kapseln zu 100 % als Aglycone. Wenn wir das Glycosid aufnehmen, wird der pflanzliche Zucker abgespalten und durch menschlichen Zucker ersetzt. Wenn wir Aglycon aufnehmen, wird sofort ein menschlicher Zucker angebunden. Dies setzt selbstverständlich voraus, dass alles ordnungsgemäß funktioniert, um diese Funktion auszuführen. Das neue Glycosid wird anschließend durch die Zellen transportiert und beim Erreichen der Krebszellen wird der menschliche Zucker gespalten und hinterlässt das Aglycon bei den Krebszellen. Dieser Vorgang wird vom Enzym Beta-Glucuronidase katalysiert. Das Aglycon bindet sich jetzt an CYP1B1 und wird metabolisiert. Der Metabolit induziert die Apoptose, wobei der Inhalt der Krebszelle, einschließlich der CYP1B1-Peptide und Metabolite, in den umgebenden Bereich freigesetzt wird. Für die Entwicklung des Bluttests sind diese Vorgänge von entscheidender Bedeutung: Durch die Interaktion von CYP1B1 mit Salvestrolen ergeben sich verschiedene messbare Parameter des Prozesses, die auf das Vorliegen der Erkrankung hinweisen, denn einige dieser Parameter sind nur messbar, wenn die Erkrankung vorliegt und eine Metabolisierung erfolgte.

Zu Beginn unserer Forschung suchten wir auf unserer Salvestrol-Liste nach Metaboliten, die über den CYP1B1-Metabolismus in ausreichenden Mengen produziert werden, jedoch nicht in üblichen Nahrungsmitteln anzutreffen sind. Aus den möglichen Stoffen wählten wir einen Metaboliten aus.

Wir untersuchten, ob wir Aglycon im Blut und Urin nachweisen konnten – zu Beginn verwendeten wir Modellstrukturen, zu einem späteren Zeitpunkt setzen wir dann synthetisierte Standards ein, und so gelang es uns, Aglycon sowohl im Blut als auch im Urin zuverlässig nachzuweisen und zu messen. Daraufhin führten wir eine pharmakokinetische Studie mit gesunden Probanden durch, um herauszufinden, wann die Salvestrole eine Höchstkonzentration im Blut erreichten: drei Stunden nach der Aufnahme. Wir identifizierten den Aglycon-Peak (Höchstwert), den Salvestrole hervorriefen, mit Hilfe der HPLC (engl.: high performance liquid chromatography), einem analytischen Standardverfahren zur Auftrennung der einzelnen Bestandteile eines komplexen Stoffgemisches. Vor der HPLC-Analyse wurden die Proben aufbereitet, und es wurde Beta-Glucuronidase eingesetzt, um den Zucker aus dem Glycosid zu entfernen, wobei das Glycosid und das Aglycon in ein einziges Signal aufsummiert werden.

Infolgedessen untersuchten wir, ob es einen Unterschied zwischen den gesunden Probanden und den Probanden mit Krebs im fortgeschrittenen Stadium gab. Wir verabreichten jeder Testperson 1 Gramm eines bestimmten Salvestrols, warteten 3 Stunden und nahmen den Probanden Blut ab. 24 Stunden nach Aufnahme des Salvestrols nahmen wir von den Personen außerdem noch eine Urinprobe. Wie erwartet, fanden wir bei den gesunden Probanden keine Metabolite – wir konnten im Blut und Urin dieser Personen lediglich das Substrat (das Salvestrol) nachweisen. Bei den erkrankten Probanden stießen wir auf völlig andere Werte: Wir fanden bei der HPLC einen sehr eindeutigen Peak, an der Stelle, wo zu erwarten war, dass der Metabolit aus der Säule austreten würde. Einige dieser Personen waren in einem sehr weit fortgeschrittenen Krebsstadium und wir konnten im Blut dieser Personen kein Aglycon und kein Glycosid nachweisen – lediglich einen Metaboliten. Auch im Urin dieser Personen konnte kein Aglycon nachgewiesen werden. Das gesamte Salvestrol schien verbraucht zu sein. Bei anderen Krebspatienten identifizierten wir geringe Aglycon-mengen und große Metabolit-Peaks. Dies könnte bedeuten, dass das Verhältnis von Metabolit und Aglycon von weitaus größerem klinischem Wert ist als der Metabolit selbst– es bleibt abzuwarten, was weitere Forschungen ergeben. Wir nahmen diese Tests an Personen mit den verschiedensten und häufigsten Krebserkrankungen vor wie Brustkrebs, Magenkrebs, Nierenkrebs, Prostatakrebs usw. und zudem noch in den verschiedenen Krebsstadien, konzentrierten uns dabei jedoch auf Probanden mit Krebs im fortgeschrittenen Stadium. Metabolite-Peaks wurden, wie erwartet, bei allen Krebserkrankungen gefunden, da wir ja den Output des Metabolimus eines universellen Krebsmarkers untersuchten.

METABOLISCHE ZUSAMMENFASSUNG

Zum jetzigen Zeitpunkt verfügen wir über eine Probenvorbereitungsmethode, mit der wir Aglycon und den Metaboliten im Blut und Urin mit Hilfe der HPLC detek-tieren können. Wir fanden eindeutige Unterschiede zwisch-en den Werten bei gesunden und kranken Probanden.

Wie beim proteomischen Ansatz gilt auch hier: Wenn wir diesen Metaboliten in Ihrem Blut nachweisen, haben Sie Krebs.

Ein großer Vorteil des metabolischen Ansatzes besteht darin, dass für die Diagnose natürliche Produkte verwendet werden. Wir nutzen die Metabolisierung durch ein natürliches Produkt, um das Vorliegen und das Stadium der Erkrankung nachzuweisen. Eine andere positive Eigenschaft dieses Ansatzes ist, dass wir das Signal über die verabreichte Substratmenge steuern können. Ein weiterer Vorteil dieses Ansatzes besteht darin, dass wir mit diesem Ansatz nicht nur das Vorhandensein von CYP1B1 und somit das Vorliegen einer Krebserkrankung nachweisen können, sondern auch die richtige Funktionsweise des Enzyms.

Wir haben 3 Stunden nach der Verabreichung – also zum Zeitpunkt der höchsten Substratkonzentration – Blutproben genommen. Wir arbeiten zurzeit an der Entwicklung einer pharmakokinetischen Studie zur Bestimmung der Höchstkonzentration des Metaboliten. Sobald es uns gelingt, Blut zum Zeitpunkt der höchsten Konzentration des Metaboliten abzunehmen, werden wir das Vorliegen einer Krebserkrankung wesentlich früher nachweisen können, da wir so das maximale Signal über die verabreichte Salvestrolmenge erhalten. Ebenso wie der proteomische Test ist auch der metabolische Test universell anwendbar.

Wo befinden wir uns momentan?

Zurzeit verfügen wir über zwei verschiedene Tests für die Detektion und Messung des Vorhandenseins von Krebs und des Krebsstadiums. Beide Tests funktionieren unabhängig davon, ob bereits im Voraus vermutet wurde, welche Art Krebs möglicherweise vorliegen könnte.

Der große Vorteil dieser Ansätze ist, dass sie sich auf alle Arten von Krebs anwenden lassen – es handelt sich um zwei universelle Krebstests, die letztendlich für die Diagnose und das Monitoring jeder einzelnen Krebsart anwendbar sind. Ein Nachteil ist, dass wir beide Ansätze für jede einzelne

Krebsart erst noch validieren müssen, d.h., es liegen noch umfangreiche Validierungsarbeiten vor uns.

Bis jetzt hat jeder aus dem Team seinen eigenen „Favoriten" bei den Bluttests– entweder den metabolischen Test oder den proteomischen Test. Jedoch sprachen von Anfang an gute Gründe dafür, beide Testverfahren zum Abschluss zu bringen, da sie jeweils unterschiedliche Stärken und Schwächen aufweisen. Wenn wir die Tests in Kombination anwenden, werden wir möglicherweise einen weitaus größeren klinischen Nutzen bieten können, als mit den Ergebnissen von nur einzelnen Tests.

EIN MÖGLICHES SZENARIO BEI VERWENDUNG BEIDER TESTS

Nehmen wir z. B. zwei 36-jährige Frauen mit sehr ähnlichem familiären Hintergrund, ähnlicher medizinischer Geschichte usw., die einen 2 cm großen Krebstumor in einer ihrer Brüste haben. Ihre Ärzte entscheiden, einen metabolischen Test durchzuführen. Bei einer der Frauen wird ein großer Metabolit-Peak ohne Aglycon und ohne Glycosid nachgewiesen. Bei der anderen Frau werden ein mittelgroßer Metabolit-Peak und kleine Aglycon- und Glycosid-Peaks gefunden. Was können wir daraus schlussfolgern? Hätten wir nur den metabolischen Test durchgeführt, ließe sich die Schlussfolgerung ziehen, dass Frau Nummer 1 voll funktionsfähiges CYP1B1 besitzt, das das Substrat ausgiebig verstoffwechselt, während bei Frau Nummer 2 konkurrierende Substrate im Körper vorliegen könnten, die die Funktionsweise von CYP1B1 hemmen. Möglicherweise hat diese Frau einige Haushaltsfarben verwendet, die chemische Anti-Pilzmittel enthalten, oder sie hat vor Kurzem den Backofen mit Reinigungsmitteln gereinigt, die zur

Vermeidung der Entstehung neuer Pilzherde chemische Anti-Pilzmittel enthalten. Oder sie kommt bei ihren täglichen Spaziergängen an einem Golfplatz vorbei, auf dem Spritzmittel gegen Pilzbefall eingesetzt werden.

Wir können ebenso schlussfolgern, dass Frau Nummer 1 einen zusätzlichen, nicht entdeckten Tumor hat. Wenn wir jetzt den proteomischen Test durchführen, können wir feststellen, was bei diesen zwei Frauen wirklich der Fall ist. Angenommen, wir führen den proteomischen Test durch und stellen bei Frau Nummer 1 einen höheren Peptid-Peak als bei Frau Nummer 2 fest. Dieses Ergebnis könnte uns zeigen, dass es möglicherweise keinen Unterschied zwischen der Funktionsweise des CYP1B1 bei diesen beiden Frauen gibt, sondern dass bei Frau Nummer 1 eventuell zusätzliches, nicht detektiertes Tumorgewebe vorliegt, und die Ergebnisse deshalb einen höheren Peak zeigen. Der behandelnde Arzt kann daraufhin entsprechende Untersuchungen zum Auffinden eines weiteren Tumors veranlassen.

WAS IST UNSER ZIEL?

Die derzeitige Forschung und Entwicklung hat uns bestätigt, dass es möglich ist, einen einfachen Blut- oder Urintest für die frühzeitige Krebsdetektion zu entwickeln. Wir sind zuversichtlich, dass es für jede Art von Krebs eine kostengünstige und minimalinvasive Methode für das Monitoring geben wird. Das Forschungsteam hofft, dass die Testsensitivität so hoch sein wird, dass Ärzte mit Hilfe dieser Tests schnell nachweisen können, ob eine Behandlung anschlägt oder nicht, und ob die Dosierung der Medikamente geeignet ist oder nicht. Mit Hilfe dieser Tests könnte ein Arzt die Behandlungsmethoden genau auf die Bedürfnisse des Patienten zuschneiden. Darüber hinaus ist das Forschungsteam zuversichtlich, dass für Patienten in Remission eine minimalinvasive Monitoringmethode entwickelt werden kann. Das Monitoring der Remission wäre dann nur noch ein weiteres Kreuzchen auf einem klinischen Laborformblatt als Ergebnis einer ärztlichen Untersuchung.

Neben der Entwicklung diagnostischer Testverfahren wird an der Logistik gearbeitet, um die beste Methode zu ermitteln, den Patienten diese Tests kostengünstig anbieten zu können.

12.
ZUSAMMENFASSUNG

„Es dauert ungefähr vierzig Jahre, bevor innovative Gedanken Allgemeingut werden. Ich erwarte und hoffe, dass die orthomolekulare Medizin innerhalb der nächsten fünf bis zehn Jahre als medizinisches Fachgebiet anerkannt wird, und dass alle Ärzte die Bedeutung der Ernährung als wesentlichen Bestandteil bei der Behandlung von Erkrankungen erkennen."

❖ ABRAM HOFFER, M.D., PH.D

Die Mönche, die unseren verzweifelten Freund aufnahmen, verfügten vermutlich nicht über wissenschaftliche Kenntnisse zum Salvestrol-Konzept, sondern entdeckten es durch gesunden Menschverstand und Beobachtungsgabe.

Es ist anzunehmen, dass die Mönche dank ihrer vegetarischen Ernährungsweise ein gesundes und langes Leben genießen, in dem Krebserkrankungen selten oder so gut wie nie eine Rolle spielen. Wir können ziemlich sicher sein, dass die Mönche ihr Geld nicht für Agrochemikalien ausgeben, die sie bei der Herstellung ihrer Nahrungsmittel verwenden.

Aufgrund der klimatischen Bedingungen, unter denen sie leben, steht ihnen wahrscheinlich ganzjährig frisches Obst im Überfluss zur Verfügung und sie können aus dem gleichen Grund das Obst glücklicherweise erst nach dem Reifungsprozess ernten. Wie wir festgestellt haben, tragen diese Faktoren zu einem hohen Salvestrolgehalt in den Obstsorten bei.

Indem die Mönche dem jungen Mann eine Ernährung vorschrieben, die aus einer Fülle an frischem Obst und ungefilterten Fruchtsäften bestand, versorgten sie ihn offenbar mit den therapeutisch wirksamen Salvestroldosierungen. Wie das Salvestrol-Konzept zeigt, gelangten die Salvestrole offensichtlich ins Blut und wurden zu den Krebszellen transportiert. Beim Eindringen in die Krebszellen sind die Salvestrole dann auf das CYP1B1-Enzym gestoßen und wurden zu einem Anti-Krebswirkstoff verstoffwechselt. Der beim Stoffwechsel entstandene Metabolit wird daraufhin in den Krebszellen eine Reihe von Prozessen ausgelöst haben, die letztlich zum Zelltod führten. Dieser Prozess setzte sich Tag für Tag fort, bis sämtliche Krebszellen zerstört und die toten Krebszellen aus dem Körper ausgeschwemmt waren. Für unseren verzweifelten Freund – wie auch für die Mönche, die ihn aufnahmen – waren die Nahrungsmittel für seinen Rettungsmechanismus von ausschlaggebender Bedeutung.

Wie geht es nun weiter? Wir wissen, dass unsere Nahrungsmittel uns nicht mehr im gleichen Maße wie früher mit Nähr- und Mineralstoffen versorgen, was die erstaunliche Zunahme der Verfügbarkeit und des Verzehrs von biologisch angebauten Produkten und Nahrungsergänzungsmitteln erklären könnte. Professor Harry Foster sagt dazu: „Der sich fortwährend verringernde Mineralstoffgehalt in den Ackerböden und in den darin angebauten Pflanzen macht es erforderlich, dass der Mensch Nahrungsergänzungsmittel zur ausreichenden Versorgung mit Mineralstoffen einnimmt." Aufgrund dieser Tatsache und unserer neuen Erkenntnisse über das Salvestrol-Konzept sollten Sie Ihre Nahrungsmittel beim Bio-Bauern vor Ort und im Bioladen kaufen.

Achten Sie beim Kauf Ihrer Lebensmittel darauf, ob der Nährwert des Nahrungsmittels durch die Anbaumethode oder die Weiterverarbeitung verringert wurde. Wenn dies der Fall ist, wählen Sie am besten ein alternatives Produkt. Sollte es keine Alternative geben, empfiehlt sich die zusätzliche Einnahme eines Nahrungsergänzungsmittels. So können Sie verhindern, dass Sie in letzter Minute verzweifelt ein Kloster suchen müssen!

Was erwartet uns? Die Professoren Potter und Burke haben mit dem Salvestrol-Konzept einen Riesenschritt nach vorne gemacht, dennoch gibt es noch viel zu tun. Die Suche nach neuen Salvestrolen wird fortgeführt. Es werden fortwährend neue Salvestrole mit interessanten und einzigartigen Eigenschaften, unterschiedlicher Selektivität und Aktivität entdeckt.

Auch weiterhin werden Enzyme gesucht, die mit CYP1B1 zusammenwirken. Das Salvestrol-Konzept stützt sich auf einen in der Natur offensichtlich vorhandenen Sicherungsmechanismus, der in einem engen Zusammenhang mit CYP1B1 stehen könnte.

Ein schlechter Gesundheitszustand oder weitere, als Folge dieses Zustands auftretende Erkrankungen gehen häufig mit einer Krebserkrankung einher, insbesondere bei älteren Personen. Demzufolge wurden zahlreiche Einzelberichte gesammelt, die belegen sollen, dass Salvestrole auch zur Behandlung anderer Erkrankungen eingesetzt werden können. Im Mittelpunkt des Interesses stehen hierbei Autoimmunerkrankungen. Viele ältere Personen, die an Krebs erkrankt sind, leiden außerdem noch an einer Autoimmunerkrankung. Viele dieser Personen berichteten nach der Einnahme von Salvestrolen über eine Linderung der Symptome ihrer Autoimmunerkrankungen, insbesondere bei Arthritis. Es liegen bereits erste Studien zu einer theoretischen Erklärung dieses Phänomens vor. Wenn die Zeit und die Mittel es erlauben, wird dieses Phänomen weiter untersucht, um den/die zugrundeliegenden Mechanismus/ Mechanismen zu erklären. Vorerst sprechen diese Berichte einfach für eine Ernährung, die reich ist an biologisch angebauten Obst- und Gemüsesorten und Kräutern.

Von besonderem Forschungsinteresse sind Krebspatienten, die nicht oder nicht rechtzeitig auf Salvestrole ansprechen. Lässt sich dies mit dem Polymorphismus von CYP1B1, den exprimierten CYP1B1-Mengen, der Exposition zu Inhibitoren von CYP1B1 einer Kombination aus diesen Faktoren oder durch bisher nicht bekannte Faktoren erklären? Die Forschung nach dem Sicherungsmechanismus, der die Bestandteile der Nahrung nutzt, wird hoffentlich dazu beitragen, dass Krebspatienten von Salvestrolen profitieren können. Jüngste Forschungsarbeiten zum Metabolismus des Salvestrols S55 sind in diesem Zusammenhang sehr vielversprechend. Untersuchungen deuten darauf hin, dass das Profil des Enzyms sich bei Krebserkrankungen im fortgeschrittenen Stadium von dem Enyzmprofil bei weniger fortgeschrittenen Krebserkrankungen unterscheidet. S55 wird offenbar von CYP1B1 zu einem Wirkstoff mit Antikrebs-Eigenschaften metabolisiert, aber auch von Enzymen, die nur bei fortgeschrittenen Krebserkrankungen auftreten. Ein Schwerpunktbereich wird weiterhin die Forschung nach neuen Erkenntnissen zu diesem Sicherungsmechanismus sein.

Das von den Professoren Potter und Burke entwickelte Salvestrol-Konzept bietet eine Erklärung für den Zusammenhang zwischen Ernährung und Krebs auf molekularer

Ebene. Die derzeitige Forschung zur Entwicklung von Techniken für die Krebsdiagnose wird uns helfen, dieses Konzept auszubauen und unsere Kenntnisse zu vertiefen. Die neuen Erkenntnisse werden möglicherweise zu einer Reihe neuer Krebsgeschichten führen – Krebsgeschichten, die Mut machen, da sie vom Überleben erzählen!

Wenn Sie ein Kloster aufsuchen möchten, dann sollten Sie es unbedingt tun. Wenn Sie etwas für Ihr gesundheitliches Wohlergehen tun möchten, befolgen Sie das Salvestrol-Konzept, stellen Sie Ihre Ernährung um und ernähren Sie sich von biologisch angebauten Obst- und Gemüsesorten und Kräutern in reichlichen Mengen. 11. Dann können Sie die Mönche in Ruhe weitermeditieren lassen….

GLOSSAR

Abirateronacetat	Ein von Professor Potter entwickelter CYP17-Inhibitor zur Last-Line-Behandlung von Prostatakrebs
Aglycon	Eine durch Hydroxylisierung eines Glycosids entstehende nicht-Zucker-Komponente
amol	Kurz für Attomol, 0,000000000000000001 mol, eine äußerst kleine Stoffmenge
Anti-neoplastischer Arzneistoff	Ein Antikrebs-Wirkstoff zur Zerstörung neoplastischer Zellen; Nebeneffekte sind Übelkeit, Haarausfall und Knochenmarksuppression
Antioxidans	Eine chemische Verbindung, die eine Oxidation anderer Substanzen verhindert
Apoptose	Die Zerstörung beschädigter oder unerwünschter Zellen - dies ist der Mechanismus des Körpers, Zellen zu beseitigen (programmierter Zelltod)
chiral	Verbindungen mit unterschiedlichen links- und rechtsgewundenen Formen
CYP17	Ein an der Androgen- und Östrogen-Biosynthese beteiligtes Cytochrom P450-Enzym
CYP1B1	Ein nur in Krebszellen vorkommendes Cytochrom P450-Enzym, das nicht in gesundem Gewebe vorliegt
Cytochrom P450-Enzym	Ein Enzym der Superfamilie der Hämproteine, das in Tieren, Pflanzen, Pilzen und Bakterien vorkommt. Das Enyzm besitzt die Fähigkeit, Arznei- und Giftstoffe zu verstoffwechseln
dysplastisch	Abnormales Wachstum von Zellen, Gewebe oder Organen (Dysplasie)

EDT	Empfohlene Tagesdosis, die Mengen von essentiellen Nährstoffen, die nach dem aktuellen wissenschaftlichen Kenntnisstand für ausreichend angesehen werden, den täglichen Bedarf nahezu jedes Menschen zu decken, um sich gerade gesund zu erhalten
EROD-Test	Äthoxyresofurin-O-Deäthylase-Test - die wichtigste Methode zur Quantifizierung der Aktivität von CYP-Enzymen
First-Line-Therapie	Erstbehandlung, die erste empfohlene Behandlung für eine Erkrankung
Glycosid	Eine Verbindung mit einem Zuckerteil, kommt hauptsächlich in Pflanzen vor
Hämeisen	Ein zweiwertiges, gut resorbierbares Eisen (Fe^{2+}). Es ist im Hämoglobin der roten Blutkörperchen oder im Myoglobin (Sauerstofftransporter im Muskel) gebunden (und deswegen nur tierlich)
HPLC	Engl.: high-performance liquid chromatography, ein Analyseverfahren zur Trennung eines Gemisches und zur Isolierung einer bestimmten darin enthaltenen Verbindung
hydrophil	wasserlöslich; hydrophile Salvestrole werden über den Blutkreislauf im Körper verteilt
Hydroxylierung	Bindung einer oder mehrerer Hydroxygruppen (OH-Gruppen) an eine Verbindung - Oxidation einer Verbindung
Immunhistochemie	In der Zellbiologie verwendete Methode zur Identifizierung spezifischer Protein-Eigenschaften mit Hilfe von angefärbten Antikörpern
Karzinogen	Eine Krebs erzeugende Substanz (Krebserreger)
Last-Line-Therapie	Während die Second-Line-Therapie eine Behandlung ist, die erst dann gegeben wird, wenn der Erstbehandlung (First-Line-Therapie) nicht (mehr) funktioniert, wird die Last-Line-Therapie eingesetzt, wenn es sich herausgestellt hat, daß alle herkömmlichen Therapien nicht effektiv sind
lipophil	fettlöslich; lipophile Salvestrole werden über das Lymphsystem und den Transport von Zelle zu Zelle im Körper verteilt

Loganbeere	Eine amerikanische Kreuzung aus einer Brombeere und der Himbeere
Massenspektrometrie	Ein Analyseverfahren zur Identifizierung einer chemischen Verbindung in einer Substanz durch Messung von Masse und Ladung mit Hilfe von Massenspektrometern
Mikrotom	Ein Schneidgerät zur Herstellung sehr dünner Gewebeschnitte für die mikroskopische Untersuchung
Mutagene	Äußere Einwirkungen, die durch Chemikalien, UV-Strahlung oder Röntgenstrahlen eine Mutation auslösen sowie eine chemische Veränderung der DNA bewirken können
Neoplasma	Neues und abnormales Gewebewachstum
orthomolekular	„Die orthomolekulare Medizin beschreibt die Methode zur Vermeidung und Behandlung von Krankheiten durch eine Versorgung des Körpers mit optimalen Mengen an natürlichen, körpereigenen Substanzen." www.orthomed.org
Östradiol	Das wichtigste Östrogenhormon
Pathogene	Krankheitserreger, die in anderen Organismen gesundheitsschädigende Abläufe verursachen
Pharmakokinetik	Die Pharmakokinetik beschreibt die Gesamtheit aller Prozesse, denen ein Arzneistoff im Körper unterliegt. (Vier Schritte: ADME - Absorption: Aufnahme in die Blutbahn, Distribution: Verteilung im Organismus, Metabolism: Verstoffwechselung, Excretion = Ausscheidung)
Phytoalexine	Phytoalexine sind Bestandteile des pflanzlichen Immunsystems. Diese Metabolite bildet die Pflanze nach einer Infektion durch Pilze oder andere Pathogene, um deren Aktivität zu hemmen
Phytochemie	Ein Teilbereich der Biochemie, der sich mit der Erforschung der chemischen Inhaltsstoffe von Pflanzen, insbesondere von Heilpflanzen, befasst
Phytonutrienten	Sekundäre Pflanzenstoffe, die gesundheitsfördernde Eigenschaften besitzen und weder zu den Vitaminen, noch zu den Mineralstoffen zählen
Phytoöstrogene	Sekundäre Pflanzenstoffe, die eine östrogene Wirkung in Tieren erzielen können

Piceatannol	Ein hydroxyliertes Analogen des Stilbenoids Resveratrol, das eine antileukämische Aktivität besitzt und ein Tyrosin-Kineasehemmer ist. Piceatannol wird bei der Metabolisierung von Resveratrol durch CYP1B1 produziert
Polymorphismus	Allgemeine Veränderungen in der DNA
Polyphenole	Chemische Verbindungen aus mehreren Phenolen (C_6H_5OH), die eine an einen Phenylring (C_6H_5) gebundene Hydroxygruppe (OH-Gruppe) enthalten
Prodrug (Prodroge)	Ein Arzneistoff oder eine natürliche Substanz, der/die durch eine enzymatische Bioaktivierung in aktive Wirkstoffe umgewandelt wird - Therapiemittel, die bis zur Aktivierung durch die enzymatische Reaktion, keinen therapeutischen Effekt haben
Proteomik	Die Erforschung der in einer Zelle vorliegenden Proteine zur Identifizierung ihrer Expression, Funktionsweise, Wechselwirkung und ihres Stoffwechselwegs
Resveratrol	Ein Salvestrol und natürliches Fungizid, das in der Schale von Trauben, Erdnüssen, in Rotwein usw. vorliegt, und in sehr niedrigen Dosierungen über die Metabolisierung durch das CYP1B1-Enzym in Krebszellen zu Piceatannol umgesetzt wird
S31G	Ein lipophiles Salvestrol mit einem Selektivitätswert von 22
S40	Ein hydrophiles Salvestrol mit einem Selektivitätswert von 10
S52	Ein lipophiles Salvestrol mit einem Selektivitätswert von 32
S54	Ein lipophiles Salvestrol mit einem Selektivitätswert von 1.250
S55	Ein lipophiles Salvestrol mit einem Selektivitätswert von 23.000
Salvestrol	Ein natürliches Fungizid in Obst, Gemüse und Kräutern, das in Krebszellen vom CYP1B1-Enzym metabolisiert und zu einem Wirkstoff umgesetzt wird, der die Zerstörung der Krebszelle bewirkt
Stilbene	Kohlenwasserstoffe mit der Summenformel $C_{14}H_{12}$, die für die Herstellung von Farben und synthetischen Östrogenen verwendet werden

Stilserene	Ein von Professor Potter entwickelter, auf das CYP1B1-Enzym zielgerichteter Anti-Krebswirkstoff. Stilserene hat keine toxische Wirkung auf gesundes Gewebe und wird in der Krebszelle von CYP1B1 zu einem Anti-Krebswirkstoff metabolisiert
Substrat	Eine Substanz oder eine Verbindung, die in einer von einem Enzym katalysierten chemischen Reaktion umgesetzt wird
Trester	Eine breiige Masse, die zurückbleibt, wenn Trauben, Früchte oder Oliven zu Saft oder Öl gepresst werden
zytotoxisch	toxisch für Gewebe, tötet Zellen ab

LITERATURHINWEISE IN DER ALLGEMEINEN PRESSE

CAHN-Pro Nutrition News and Views, Professional Edition (February 12, 2012). *Nature May Have A Helper To Fight Cancer.*

Schaefer BA. December 2012. *Gerry Potter Honoured for his Development of Abiraterone Acetone, Helping HANS. http://www.helpinghans. org/show104a2s/Gerry Potter Honouredfor his Development of Abiraterone Ace*

Healy, E. June 2011. *Salvestrols and skin cancer.* CAHN-Pro Nutrition News and Views, Professional Edition, Issue 7. p 1&5.

Schaefer BA, Dooner C, Burke DM, Potter GA, Winter 2010/11 *Nutrition and Cancer: Further Case Studies Involving Salvestrol. Health Action Magazine, 11-13.*

Ware, W. October 2009. *Salvestrol update.* International Health News, Issue 201, p.5. http:// www.yourhealthbase.com/ihn october2009.pdf

Schaefer, B., Dooner, C. April 2009 *Does an Apple a Day Keep the Doctor Away?* The Bulletin, WANP.

Wakeman, M. (March 2009) *Cancer Cell Science*. Second annual conference: Cancer Prevention and Healing. . DVD available from Health Action Network Society. http://www.hans.org/store/ Cancer Prevention

Dooner, C., Schaefer, B. Spring 2009. *An Apple a Day*. CSNN Holistic Nutrition News.

Schaefer BA, Hoon LT, Burke DM, Potter GA, Spring 2008. *Nutrition and Cancer: Salvestrol Case Studies*. Health Action Magazine, 8-9. http://www. hans.org/magazine/278/Nutrition-and- Cancer-Salvestrol-Case-Studies.

Burke, D. (March 2008) *Breakthroughs in cancer research from the UK*. First annual conference: Cancer, Natural Approaches for Prevention and Healing. . DVD available from Health Action Network Society. http://www.hans.org/store/ Cancer Prevention

Schaefer, B. Summer 2008. *Salvestrols - Linking Diet and Cancer*. CSNN Holistic Nutrition News.

Ware, W. June 2008. *Salvestrols - A new approach to cancer therapy?* International Health News, Issue 188, p. 1-3. http://www.yourhealthbase.com/ archives/ihn188ww.pdf

Peskett, T. Winter 2007. *Organic Wine - A Toast to Disease Prevention.* Health Action Magazine, 27. http://www.hans.or g/magazine/389/Or ganic-Wine

Tan, H. August/September 2007. *Can Food Really be Your Medicine?* Townsend Letter, 116-119.

Schaefer, B. April 2007. *Salvestrols - Linking Diet and Cancer.* Vitality Magazine, 90-91.

Wakeman, M. Spring 2007. *My Voyage Of Discovery Of The Remarkable World Of Salvestrols.* Health Action Magazine, http://www.hans.org/ magazine/339/My-Voyage-of-Discovery- from

Schaefer, B., & Tan, H. Mar/Apr 2007. *New Developments in the Science of Salvestrols.* Vista Magazine, 54-55. www.vistamagonline.com

Tan, H. Winter 2007. *Salvestrols: Important New Developments.* Health Action Magazine, 18-19.

Fenn, C. November 2006. *Get a Taste for Salvestrols. Chris Fenn explains why some bitter fruit packs a sweet surprise.* Cycling Plus, 57.

Cox, G. October 2006. *Choices:Organic Cancer-Killers?* Candis, 7071.

Schaefer, B. Fall 2006. *Salvestrol News.* Health Action Magazine, 30.

Hancock, M. October 2006. *Modern fruits and veggies in a nutritional slump.* Alive Magazine, 36-37.

Schaefer, B. Summer 2006. *Salvestrols vs Cancer: The Story Continues.* Health Action Magazine, 26-27. http://www.hans.org/magazine/355/Salvestrols-vs-Cancer-The- Story-Continues

Underhill, L. July/Aug 2006. *From Red Wine to Bean Sprouts.* Vista Magazine, 20-21. www.vistamagonline.com

Dauncey, G. July 2006. *Winning the Cancer Game.* Common Ground, p. 24. http://www.commonground.ca/iss/0607180/cg180 guy.shtml

Atkinson, L. 10:01am 4th July 2006. *You're eating the WRONG fruit and veg!* Daily Mail. http://www.dailymail.co.uk/pages/live/articles/health/dietfitness. html?in article id=393956&in page id=1798&in a source=

Herriot, C. Summer 2006. *The Missing Link.* GardenWise, British Columbia's Gardening Magazine, p. 12.

Schaefer, B., Burke, D. May/June 2006. *Natural Clues to Cancer Intervention.* Vista Magazine, 52-53. www.vistamagonline.com

Schaefer, B. Spring 2006. *Latest Developments in Salvestrol Therapy.* Health Action Magazine, 26-27.

Daniels, A. April 2006. *Salvestrols vs Cancer: The Story Continues*. Public Lecture held in Burnaby, B.C. DVD available from Health Action Network Society. http://www.hans.org/store/Cancer Prevention

Burke, D. March 2006. *Latest Developments in Salvestrol Therapy*. Public Lecture held in Burnaby, B.C. DVD available from Health Action Network Society. http://www.hans.org/store/Cancer Prevention

Dauncey, G. March 2006. *Organic Food And Cancer*. EcoNews http://www.earthfuture.com/econews/

Herriot, C. March 2006. *The Holy Grail For Cancer*. The Garden Path, www.earthfuture.com/gardenpath

Shannon, K. March 2006. *My Story: From Terminal Cancer to Long Life by Using Salvestrols*.

Schaefer, B. Winter 2006. B*reakthroughs In The Quest To Prevent and Cure Cancer: Professor Potter's BC Lecture Tour*. Health Action Magazine, 28-29.

Burke, D. Winter 2006. Polymorphisms. *What Are They And Why Are They Important?* Health Action Magazine, 26-27, 34.

Kuprowsky, S. Jan/Feb 2006. *Potential Cancer Breakthrough: The New-Found Cancer Killer Inside*

Certain Vegetables. Vista Magazine, 20-21. www.
vistamagonline.com

Dauncey, G. Jan/Feb 2006. *Cancer, Fruit and
Organic Farming: What Are We Doing Wrong?* Vista
Magazine, 64-65. www.vistamagonline.com

Schaefer, B. Jan/Feb 2006. *Breakthroughs In The
Quest To Cure Cancer.* The Herbal Collective, 29,
31. http://www.herbalcollective.ca

Frketich, K. Winter 2005/2006. *Cancer Research:
Lecture Review.* British Columbia Naturopathic
Association Bulletin, 12.

Thurnell-Read, J., M.Sc., KFRP. November 2005.
More On Salvestrols, Skin and Tumours. Life-Work
Potential.

Burke, D. Autumn 2005. *Salvestrols - A Natural
Defence Against Cancer?* Health Action Magazine,
16-17. http://www.hans.org/magazine/173/
Salvestrols-A-Natural- Defence-Against

Thurnell-Read, J., M.Sc., KFRP. October 2005.
Eczema, Psoriasis, Parkinson's & Tumours. Life-
Work Potential.

Thurnell-Read, J., M.Sc., KFRP. October 2005.
Skin Problems. Health and Goodness.

Greene, M. Oct 13th, 2005. U.K. *Doctor Claims
Food Enzymes Can Cure Cancer.* The Martlet,

Volume 58, Issue 10. http://www.hans.org/
newsletters/2005-Fall.pdf

Potter, G. September 2005. *Breakthroughs In The
Quest To Prevent and Cure Cancer.* Public Lecture
held in Vancouver, B.C. DVD available from
Health Action Network Society. http://www.hans.
org/store/Cancer Prevention

Helen Knowles. 3 June, 2005. *Will Fruit and
Vegetable Plant Salvestrols Save us from Cancers?*
Herbsphere. http://www.herbsphere.com/new page
10.htm

BNN: British Nursing News Online. Thursday,
27 January 2005 16:26. *Fruit and Veg Cure for
Cancer.* http://www.bnn- online.co.uk/news
search.asp?TextChoice=Salvestrol&TextChoice
2=&Operator=AND&Year=2005

BBC News UK Edition, Thursday, 27 January,
2005, 11:45 GMT, *Fruit 'Could Provide Cancer
Hope'.* http://news.bbc.co.uk/1/hi/england/
leicestershire/4211223.stm

The Observer, Sunday January 2, 2005, *Fight
Cancer With Food.* http://observer.guardian.co.uk/
magazine/story/0,11913,1380969,00.html

Leicester Mercury, September 13, 2003. *Hope in his
hands.* P. 11.

Kathryn Senior, (2002). *Molecular Explanation*

For Cancer-Preventive Properties Of Red Wine. The Lancet Oncology, Vol. 3, No. 4, 01.

Cancer Research UK, Press Release, Tuesday 26 February 2002. *How A Plant's Anti-Fungal Defence May Protect Against Cancer* http://info.cancerresearchuk.org/pressoffice/pressreleases/2002/feb ruary/40684

BBC News Health, Tuesday, 26 February, 2002, 18:11 GMT, *Natural Defence Against Cancer.* http://news.bbc.co.uk/1/hi/health/1841709.stm

Britten, N., & Derbyshire, D. July, 2001. *Tumour-Destroying Drug 'May Be Cure For Cancer'* The Daily Telegraph, 28.

BBC News Health, Friday, 27 July, 2001, 17:09 GMT 18:09 UK, *Cancer Drug Raises Hopes Of Cure.* http://news.bbc.co.uk/1/hi/health/1460757.stm

LITERATURVERWEISE AUF FORSCHUNGSARBEITEN

Attard G, Belldegrun AS, de Bono JS (2005). Selective blockade of androgenic steroid synthesis by novel lyase inhibitors as a therapeutic strategy for treating metastatic prostate cancer. *BJU Int.* **96** (9): 1241-6.

Attard G, Reid AHM, Yap TA, Raynaud F, Dowsett M, Settatree S, Barrett M, Parker C, Martins V, Folkerd E, Clark J, Cooper CS, Kaye SB, Dearnaley D, Lee G, de Bono JS (2008). Phase I Clinical Trial of a Selective Inhibitor of CYP17, Abiraterone Acetate, Confirms That Castration-Resistant Prostate Cancer Commonly Remains Hormone Driven. *Journal of Clinical Oncology* **26**: 4563.

Attard G, Reid A, A'Hern R, Parker C, Oommen N, Folkerd E, Messiou C, Molife L, Maier G, Thompson E, Olmos D, Sinha R, Lee G, Dowsett M, Kaye S, Dearnaley D, Kheoh T, Molina A, and de Bono J (2009). Selective Inhibition of CYP17 With Abiraterone Acetate Is Highly Active in the Treatment of Castration-Resistant

Prostate Cancer. *Journal of Clinical Oncology*,
27(23):3742-8.

Barnett JA, Urbauer DL, Murray GI, et al. (2007).
Cytochrome P450 1B1 expression in glial cell
tumors: an immunotherapeutic target. *Clin Cancer
Res.* **13**: 3559-3567.

Bertz RJ, Granneman GR. (1997) Use of in vitro
and in vivo data to estimate the likelihood of
metabolic pharmacokinetic interactions. *Clin
Pharmacokinet*, **32**: 210-58.

Burke, MD. (2009). The silent growth of cancer
and its implications for nutritional protection.
British Naturopathic Journal, **26**:1, 15-18.

Burke, MD, & Potter, G (2006). Salvestrols
... Natural Plant and Cancer Agents? *British
Naturopathic Journal*, **23**:1,10-13.

Carnell D, Smith R, Daley F, et al. (2004). Target
validation of cytochrome P450 CYP1B1 in prostate
carcinoma with protein expression in associated
hyperplastic and premalignant tissue. *Int J Radiat
Oncol Biol Phys.* **58**: 500-509.

Chang JT, Chang H, Chen P, et al, (2007).
Requirement of aryl hydrocarbon receptor
overexpression for CYP1B1 up-regulation and cell
growth in human lung adenocarcinomas. *Clin
Cancer Res.* **13**: 38-45.

Chang H, Su J, Huang CC, *et al.* (2005). Using a combination of cytochrome P450 1B1 and b-catenin for early diagnosis and prevention of colorectal cancer. *Cancer Detect Prevent.* **29**: 562–569.

Dhaini HR, Thomas DG, Giordano TJ, Johnson TD, Biermann JS, Leu K, Hollenberg PF, Baker LH (2003). Cytochrome P450 CYP3A4/5 Expression as a Biomarker of Outcome in Osteosarcoma. *Journal of Clinical Oncology,* **21**: 2481-2485.

Dorai T, Aggarwall BB (2004) Role of chemoprotective agents in cancer therapy. *Cancer Letters* **215**: 129-140.

Downie D, McFadyen M, Rooney P, et al. (2005). Profiling cytochrome P450 expression in ovarian cancer:identification of prognostic markers. *Clin Cancer Res.* **11**: 7369-7375.

Everett S, McErlane VM, McLeod K, et al. (2007). Profiling cytochrome P450 CYP1 enzyme expression in primary melanoma and disseminated disease utilizing spectral imaging microscopy (SIM*). J Clin Oncology.* **25**: 8556.

Ferrigni, NR, McLaughlin JL (1984). Use of potato disc and brine shrimp bioassays to detect activity and isolate piceatannol as the antileukemic principle from the seeds of *Euphorbia lagascae. J. Nat. Prod.* **47**:347-352.

Fuller F (April 26th, 2011). An Orthomolecular Approach to Cancer. *4th Annual Cancer Prevention and Healing Event*, Health Action Network Society, Burnaby, B.C., Canada.

Gibson, P. et al., (2003) Cytochrome P450 1B1 (CYP1B1) Is Overexpressed in Human Colon Adenocarcinomas Relative to Normal Colon: Implications for Drug Development. *Molecular Cancer Therapeutics*, **2**: 527-534.

Greer ML, Richman PI, Barber PR, et al, (2004). Cytochrome P450 1B1 (CYP1B1) is expressed during the malignant progression of head and neck squamous cell carcinoma (HNSCC). *Proc Amer Cancer Res*. **45**: Abstract #3701.

Gribben, J.G. et al., (2005) Unexpected association between induction of immunity to the universal tumor antigen CYP1B1 and response to next therapy. *Clinical Cancer Research*, **11**: 4430-4436.

Haas S, Pierl C, Harth V, *et al*. (2006). Expression of xenobiotic and steroid hormone metabolizing enzymes in human breast carcinomas. *Int J Cancer*. **119**: 1785-1791.

Hanna IH, Dawling S, Roodi N, F. Peter Guengerich FP, Parl FF, (2000). Cytochrome P450 *1B1 (CYP1B1)* Pharmacogenetics: Association of Polymorphisms with Functional Differences in Estrogen Hydroxylation Activity. *Cancer Research* **60**: 3440-3444.

Hayes CL, Spink DC, Spink BC, Cao JQ, Walker NJ, and Thomas R. Sutter TR (1996) 17-Estradiol hydroxylation catalyzed by human cytochrome P450 1B1. *Medical Sciences,* **93**: 9776-9781.

Hsieh TC, Wu JM (1999) Differential effects on growth, cell cycle arrest, and induction of apoptosis by resveratrol in human prostate cancer cell lines. *Experimental Cell Research* 249(1): 109-15.

Jang M, Cai L, Udeani G, Slowing K, Thomas C, Beecher C, Fong H, Farnsworth N, Kinghorn A, Mehta R, Moon R, Pezzuto J, (1997) Cancer Chemopreventive Activity of Resveratrol, a Natural Product Derived from Grapes. *Science* **275**: 218 – 220.

Jang M, Pezzuto J, (1999) Cancer Chemopreventive Activity of Resveratrol. *Drugs Exp Clin Res* **25**: 65-77.

Kim JH, Stansbury KH, Walker NJ, Trush MA, Strickland PT, Sutter TR (1998) Metabolism of benzo[a]pyrene and benzo[a]pyrene-7, 8-diol by human cytochrome P450 1B1. *Carcenogenesis* **19**: 1847-1853.

Kumarakulasingham M, Rooney PH, Dundas SR, *et al.* (2005). Cytochrome P450 profile of colorectal cancer: identification of markers of prognosis. *Clin Cancer Res.* **11**: 3758-3765.

Lin P, Chang H, Ho WL, *et al.* (2003). Association of aryl hydrocarbon receptor and cytochrome

P4501B1 expressions in human non-small cell lung cancers. *Lung Cancer.* **42**: 255-261.

Li DN, Seidel A, Pritchard MP, Wolf CR, Friedberg T. (2000). Polymorphisms in P450 CYP1B1 affect the conversion of estradiol to the potentially carcinogenic metabolite 4-hydroxyestradiol. *Pharmacogenetics.* **10** : 343-53.

Li NC, & Wakeman M. (October 2009) High-performance liquid chromatography comparison of eight beneficial secondary plant metabolites in the flesh and peel or 15 varieties of apples. *The Pharmaceutical Journal,* supplement Vol. **283**, B40.

Li NC, & Wakeman M. (2009) High-performance liquid chromatography comparison of eight beneficial secondary plant metabolites in the flesh and peel or 15 varieties of apples. *Journal of Pharmacy and Pharmacology,* supplement **1**, A132.

Maecker B, Sherr DH, Vonderheide RH, von Bergwelt-Baildon MS, Hirano N, Anderson KS, Xia Z, Butler MO, Wucherpfennig KW, O'Hara C, Cole G, Kwak SS, Ramstedt U, Tomlinson AJ, Chicz RM, Nadler LM, and Schultze JL. (2003) The shared tumor-associated antigen cytochrome P450 1B1 is recognized by specific cytotoxic T cells. *Blood.* Nov 1;102(9):3287-94.

Magee, J.B., Smith, B.J., and Rimando, A. (2002). Resveratrol Content of Muscadine Berries is Affected by Disease Control Spray Program. *Journal of the American Society for Horticultural Science,* **37**:358-361.

McFadyen MCE, Melvin WT, Murray GI (2004) Cytochrome *P*450 enzymes: Novel options for cancer therapeutics. *Molecular Cancer Therapeutics,* **3**: 363-371.

McFadyen MCE, Melvin WT, Murray GI (2004) Cytochrome *P*450 CYP1B1 activity in renal cell carcinoma. *British Journal of Cancer* **91:** 966-971.

McFadyen MCE, Cruickshank ME, Miller ID, et al. (2001) Cytochrome *P*450 CYP1B1 over-expression in primary and metastatic ovarian cancer. *British Journal of Cancer* **85**:242–6.

McFadyen MCE, Breeman S, Payne S, et al. Immunohistochemical localization of cytochrome *P*450 CYP1B1 in breast cancer with monoclonal antibodies specific for CYP1B1. *Journal of Histochemistry and Cytochemistry,* 1999; **47**:1457–64.

McKay J, Melvin W, Ahsee A, Ewen S, Greenlee W, Marcus C, Burke M, Murray G (1995) Expression Of Cytochrome-P450 Cyp1b1 In Breast-Cancer *FEBS Letters* **374**(2): 270-272.

Michael M, Doherty MM. (2005) Tumoral Drug Metabolism: Overview and Its Implications for Cancer Therapy. *Journal of Clinical Oncology,* **23,** 205-229.

Murray GI, Melvin WT, Greenlee WF, Burke MD, (2001) Regulation, function, and tissue-specific expression of cytochrome P450 CYP1B1. *Annual Review of Pharmacology and Toxicology.* **41**: 297-316.

Murray GI, Taylor MC, McFadyen MCE, McKay JA, Greenlee WF, Burke MD, Melvin WT (1997) Tumor specific expression of cytochrome P450 CYP 1B1. *Cancer Research,* **57**: 3026-3031.

Murray GI, McKay JA, Weaver RJ, et al, (1993) Cytochrome P450 expression is a common molecular event in soft tissue sarcomas. *Journal of Pathology,* **171**:49–52,

Oyama, T, Morita, M, Isse, T, et al, (2005). Immunohistochemical evaluation of cytochrome P450 (CYP) and P53 in breast cancer. *Front Biosci.* **10**: 1156-1161.

Patterson LH, Murray GI (2002). Tumour cytochrome P450 and drug activation. *Current Pharmaceutical Design,* **8**:1335-1347.

Port J, Yamaguchi K, Du B, De Lorenzo M, Chang M, Heerdt P, Kopelovich L, Marcus C, Altorki N, Subbaramaiah K, Dannenberg A (2004). Tobacco smoke induces CYP1B1 in the aerodigestive tract. Carcinogenesis, **25**(11): 2275-2281.

Potter GA, Burke DM (2006) Salvestrols – Natural Products with Tumour Selective Activity. *Journal of Orthomolecular Medicine,* 21, **1**: 34-36.

Potter GA (2002) The role of CYP 1B1 as a tumour suppressor enzyme. *British Journal of Cancer,* **86** (Suppl 1), S12, 2002.

Potter GA, Patterson LH, Wanogho E et al (2002) The cancer preventative agent resveratrol is converted to the anticancer agent piceatonnal by the cytochrome P450 enzyme CYP 1B1. *British Journal of Cancer,* **86**: 774-778.

Potter GA, Patterson LH, Burke MD (2001) Aromatic hydroxylation activated (AHA) prodrugs. *US Patent 6,214,886.*

Prud'homme A, (2009) Comparative Analysis of Polyphenolic Residues from Grape Pomace to Contain Wine. *Training report, Département Chimie, Université du Maine.*

Report Of The Independent Vitamin Safety Review Panel. (May 23, 2006). *Orthomolecular Medicine News Service.*

Rochat B, Morsman JM, Murray GI, Figg WD, McLeod HL (2001) Human CYP1B1 and Anticancer Agent Metabolism: Mechanism for Tumor-Specific Drug Inactivation? *Pharmacology and Experimental Therapeutics* **296**, 537-541.

Rodriguez-Melendez R, Griffin JB & Zempleni J (2004) Biotin Supplementation Increases Expression of the Cytochrome P_{450} 1B1 Gene in Jurkat Cells, Increasing the Occurrence of Single-

Stranded DNA Breaks. *The Journal of Nutrition*, **134**:2222-2228.

Schaefer BA, Dooner C, Burke DM, Potter GA, (2010) Nutrition and Cancer: Further Case Studies Involving Salvestrol. *Journal of Orthomolecular Medicine*, **25**, 1: 17-23.

Schaefer, B.A. (April 2010) Early Cancer Detection. Proceedings of the *39th Orthomolecular Medicine Today Conference, Vancouver, B.C.*

Schaefer BA, Hoon LT, Burke DM, Potter GA, (2007) Nutrition and Cancer: Salvestrol Case Studies. *Journal of Orthomolecular Medicine*, **22**, 4: 1-6.

Shimada T, Hayes CL, Yamazaki H, Amin S, Hecht SS, Guengerich FP, Sutter TR (1996) Activation of chemically diverse procarcinogens by human cytochrome P450 1B1. *Cancer Research* **56**: 2979-2984.

Skov T, Lynge E, Maarup B, Olsen J, Rørth M, Winthereik H [1990]. Risk for physicians handling antineoplastic drugs [letter to the editor]. *The Lancet* **336**:1446.

Skov T, Maarup B, Olsen J, Rørth M, Winthereik H, Lynge E [1992]. Leukaemia and reproductive outcome among nurses handling antineoplastic drugs. *Br J Ind Med* **49**:855–861.

Sorsa M, Hemminki K, et al. (1985). Occupational exposure to anticancer drugs--potential and real hazards. *Mutation Research* **154**:135-149.

Stellman JM, Zoloth, SR (1986) Cancer chemotherapeutic agents as occupational hazards: A literature review. *Cancer Investigation* **4**:2, 127-135.

Su, J, Lin, P, Wang, C, et al, (2009). Overexpression of cytochrome P450 1B1 in advanced non-small cell lung cancer: a potential therapeutic target. *Anticancer Res.* **29**: 509-515.

Surh YJ, Hurh YJ, Kang JY (1999) Resveratrol, an antioxidant in red wine, induces apoptosis in human promyelocytic leukemia (HL-60) cells. *Cancer Letters,* June 1: **140**(1-2): 1-10.

Tan, H. August/September (2007). Can Food Really be Your Medicine? *Townsend Letter*, 116-119.

Tan HL, K. Beresford K, Butler PC, Potter GA, & Burke MD, (2007). Salvestrols – Natural Anticancer Prodrugs in The Diet. *J. Pharm. Pharmacol.* **59**: S158

Tan, HL, Butler PC, Burke MD, & Potter GA, (2007). Salvestrols: A New Perspective in Nutritional Research. *Journal of Orthomolecular Medicine*, 2007; **22**(1): 39-47.

Tokizane, T. et al., (2005) Cytochrome P450 CYP1B1 is overexpressed and regulated by hypomethylation in prostate cancer. *Clinical Cancer Research*, **11**: 5793-5801.

Ware WR, (2009) Nutrition and the Prevention and Treatment of Cancer: Association of Cytochrome P450 CYP1B1 With the Role of Fruit and Fruit Extracts. *Integrative Cancer Therapies*, **8**, 1: 22-28.

Ware WR, (2009) P450 CYP1B1 mediated fluorescent tumor markers: A potentially useful approach for photodynamic therapy, diagnosis and establishing surgical margins. *Medical Hypotheses*, **72**: 67-70.

Zhao Z, Kosinska W, Khmelnitsky M, Cavalieri EL, Rogan EG, Chakravarti D, Sacks PG, Guttenplan JB, (2006). Mutagenic activity of 4-hydroxyestradiol, but not 2-hydroxyestradiol, in BB rat2 embryonic cells, and the mutational spectrum of 4-hydroxyestradiol. *Chemical Research in Toxicology*, **19**: 475-479.

WEITERE INFORMATIONEN:

Foundation OrthoKnowledge
Merijntje Gijzenstraat 34
1507 RC Zaandam, Niederlande
www.orthoknowledge.eu

Health Action Network Society
#202 - 5262 Rumble Street
Burnaby, B.C., V5J 2B6 KANADA
www.hans.org

International Society for Orthomolecular Medicine
16 Florence Avenue
Toronto Ontario, M2N 1E9 KANADA
www.orthomed.org

Canadian Association of Holistic Nutrition
Professionals
CAHN-Pro 150 Consumers Road
Toronto, Ontario M2J 1P9 KANADA
www.cahnpro.org

ANHANG 1

EXPRESSION VON CYP1B1 IN KREBSZELLEN

Krebserkrankung:	Literaturhinweis:
Akute lymphatische Leukämie	Maecker B, et al, 2003
Akute myeloische Leukämie	Maecker B, et al, 2003 Michael M, Doherty MM. 2005
Blasenkrebs	Cornell, D, et al, 2004 Murray GI, et al, 1997 Patterson LH, Murray GI, 2002
Hirntumor	Barnett, JA, et al, 2007 Murray GI, et al, 1997
Brustkrebs	Haas S, et al, 2006 McFadyen MCE, et al, 1999 Murray GI, et al, 1997 Maecker B, et al, 2003 Michael M, Doherty MM. 2005 Oyama T, et al, 2005 Patterson LH, Murray GI, 2002
Darmkrebs	Chang H, et al, 2005 Kumarakulasingham M, et al, 2005 Murray GI, et al, 1997 Maecker B, et al, 2003 Michael M, Doherty MM. 2005
Bindegewebekrebs	Murray GI, et al, 1997
Tumore an Kopf und Hals	Greer, ML, et al, 2004
Nierenkrebs (klarzelliges Nierenkarzinom)	McFadyen MCE, et al, 2004 Michael M, Doherty MM. 2005 Murray GI, et al, 1997
Lungenkrebs	Chang, JT, et al 2007 Lin P, et al, 2003 Murray GI, et al, 1997 Maecker B, et al, 2003 Michael M, Doherty MM. 2005 Patterson LH, Murray GI, 2002 Su J, et al, 2009
Leberkrebs	Patterson LH, Murray GI, 2002

Lymphknotenkrebs	Murray GI, et al, 1997
Lymphom	Maecker B, et al, 2003
Melanom	Maecker B, et al, 2003
Multiples Myelom	Maecker B, et al, 2003
Non-Hodgkin-Lymphom	Murray GI, et al, 1997 Michael M, Doherty MM. 2005
Speiseröhrenkrebs	Murray GI, et al, 1997 Maecker B, et al, 2003 Michael M, Doherty MM. 2005
Osteosarkom	Dhaini HR, et al, 2003
Eierstock-Karzinom	Downie D, et al, 2005 Murray GI, et al, 1997 Maecker B, et al, 2003 McFadyen MCE, et al, 2001 Michael M, Doherty MM. 2005
Prostatakrebs	Carnell, D, et al, 2004 Patterson LH, Murray GI, 2002 Michael M, Doherty MM. 2005
Rhabdomyosarkom	Maecker B, et al, 2003
Hautkrebs	Everett, SVM, et al, 2007 Murray GI, et al, 1997
Weichteilsarkome	Michael M, Doherty MM. 2005 Murray GI, et al, 1993
Magenkrebs	Murray GI, et al, 1997 Michael M, Doherty MM. 2005
Hodenkrebs	Murray GI, et al, 1997 Michael M, Doherty MM. 2005
Gebärmutterkrebs	Murray GI, et al, 1997 Michael M, Doherty MM. 2005
usw.	

Beachten Sie, dass eine Expression von CYP1B1 auch bei vielen anderen Krebserkrankungen vorliegt, die oben nicht aufgeführt sind. Diese Liste soll lediglich die Vielfalt der Krebsarten darstellen, bei denen das Enzym exprimiert wird. Die Liste wurde aus Studien abgeleitet, bei denen u. a. die unterschiedlichsten Krebsarten auf ein Vorhandensein von CYP1B1 untersucht wurden.

ANHANG 2

ERNÄHRUNG UND KREBS. AUSSAGEN VON
GESUNDHEITSMINISTERIEN UND ORGANISATIONEN IM
BEREICH DER ÖFFENTLICHEN GESUNDHEIT

„...etwa 40 % der männlichen und 35 % der
weiblichen Bevölkerung werden in ihrem Leben an
Krebs erkranken und 25 % der männlichen und
20 % der weiblichen Bevölkerung werden an Krebs
sterben."
> **Health Canada.** Krebs: Wie hoch ist Ihr
> Risiko? http://www.hc- sc.gc.ca/english/feature/
> magazine/ 2001 04/cancer.htm

„Aktuelle Erkenntnisse deuten darauf hin, dass
etwa 30 % aller Krebserkrankungen in den
Industrieländern auf ernährungsbedingte Faktoren
zurückzuführen sind."
> **Public Health Agency of Canada.**
> Erfahrungsbericht zur Krebskontrolle in
> Kanada. Krebsvorbeugung. Ernährung.http://
> www.phac-aspc.gc.ca/publicat/prccc-relccc/
> chap 3 e.htm

„Der Verzehr von Obst und Gemüse schützt vor einer Vielzahl von Krebserkrankungen."

Public Health Agency of Canada. Zentrum für chronische Erkrankungen, Vorbeugung und Kontrolle http://www.phac-aspc.gc.ca/ccdpc-cpcmc/cancer/index_e.html

„Durch den Verzehr von Obst und Gemüse kann bestimmten Krebsarten möglicherweise vorgebeugt werden ...: an Mund, Hals, Speiseröhre, Magen, Dickdarm, Enddarm, Bauchspeicheldrüse, Kehlkopf, Lunge, Blase."

Cancer Care Ontario. Pressemitteilung

„Erkenntnisse deuten darauf hin, dass eine Ernährung, die reich an Obst und Gemüse ist, das Risiko auf verschiedene Krebsarten, insbesondere Krebserkrankungen des Magen-Darm-Trakts, verringert (Mund, Rachen, Speiseröhre, Magen, Dickdarm und Enddarm)."

Public Health Agency of Canada. Erfahrungsbericht zur Krebskontrolle in Kanada. Krebsvorbeugung: Ernährung.http://www.phac-aspc.gc.ca/publicat/prccc-relccc/chap_3_e.html

„Warum spielen Obst und Gemüse eine so wichtige Rolle bei der Krebsvorbeugung? Obst und Gemüse sind aus vielen Gründen gut für uns. Der wichtigste Grund, eine Ernährung zu empfehlen, die reich an diesen Nahrungsmitteln ist, liegt jedoch in der Verringerung des Krebsrisikos. Das American Institute for Cancer Research und der

World Cancer Research Fund veröffentlichten 1997
einen Bericht zu einer weltweit durchgeführten
Forschungsstudie. Der Bericht kommt zu dem
Schluss, dass der tägliche Verzehr von fünf
oder mehr Portionen verschiedener Obst- und
Gemüsesorten die Häufigkeit des Auftretens einer
Krebserkrankung um mindestens 20 % senkt:"
Alberta Cancer Board. Krebsprävention.
Simply Healthy Campaign: Campaign
Rationale http://www.cancerboard.ab.ca/
cancer/simplyhealthy/campaign.html

„FAKTEN:

Ein ausreichender Verzehr von Obst und Gemüse
könnte jährlich das Leben von bis zu 2,7 Millionen
Menschen retten.
Eine Ernährung, die wenig Obst und
Gemüse enthält, zählt zu den Top 10 auf der
Risikofaktorenliste für die weltweite Mortalität.
Es ist davon auszugehen, dass ein geringer Verzehr
von Obst und Gemüse weltweit für etwa 19 % der
Magen- und Darmkrebserkrankungen,
etwa 31 % der ischämischen Herzerkrankungen
und 11 % der Schlaganfälle verantwortlich ist."
World Health Organization. Globale Strategie
zu Ernährung, körperlicher Bewegung und
Gesundheit. Obst, Gemüse und Prävention von
nicht-übertragbaren Krankheiten http://www.
who.int/dietphysicalactivity/publications/facts/
fruit/en/

„Eine von der Internationalen Krebsforschungsagentur IARC durchgeführte umfassende und internationale Studie zum Obst- und Gemüseverzehr belegt, dass der Verzehr von Obst und Gemüse das Krebsrisiko, insbesondere das für Magen- und Darmkrebs, senken kann. Die IARC schätzt, dass der vermeidbare Prozentsatz von Krebserkrankungen aufgrund eines unzureichenden Obst- und Gemüseverzehrs im Bereich von 5-12 % liegt und bis zu 20-30 % für Krebs des oberen Magendarmtrakts weltweit beträgt."

World Health Organization. Globale Strategie zu Ernährung, körperlicher Bewegung und Gesundheit. Obst, Gemüse und Prävention von nicht-übertragbaren Krankheiten http://www.who.int/ dietphysicalactivity/publications/facts/fruit/en/

Krebs ist jährlich für 7,1 Millionen Todesfälle (12,5 % aller Todesfälle weltweit) verantwortlich. Die Ernährung ist dabei für etwa 30 % aller Krebserkrankungen in den westlichen Ländern und bis zu etwa 20 % in den Entwicklungsländern verantwortlich; die Ernährung steht hinter dem Tabakkonsum an zweiter Stelle auf der Liste der vermeidbaren Ursachen für Krebs. Etwa 20 Millionen Menschen leiden an Krebs; eine Anzahl, die innerhalb der nächsten 20 Jahre vermutlich auf 30 Millionen ansteigen wird.
Die Zahl neuer Krebsfälle wird bis zum Jahr 2020 vermutlich von 10 Millionen auf 15 Millionen ansteigen.

Mehr als die Hälfte aller Krebsfälle tritt in Entwicklungsländern auf."

World Health Organization. Globale Strategie zu Ernährung, körperlicher Bewegung und Gesundheit. Krebs: Ernährung und die Bedeutung von körperlicher Bewegung. http://www.who.int/dietphysicalactivity/publications/facts/cancer/en/

ANHANG 3

DIE GRÜN-UND-ROT-DIÄT

Als die Forschungsarbeiten in der allgemeinen Presse veröffentlicht wurden, erhielt die Forschungsgruppe für Anti-Krebswirkstoffe rund um Professor Potter unzählige Hilferufe von an Krebs erkrankten Menschen. Die erste Reaktion der Forschungsgruppe bestand in einer Bündelung der gewonnenen Kenntnisse, und es wurde eine Ernährungsempfehlung herausgegeben, die mittlerweile als die „Grün-und-Rot-Diät" bekannt ist.

Nachfolgend die Ernährungsempfehlungen von Professor Potter:

„Ernähren Sie sich vorzugsweise vegetarisch mit viel Obst, Gemüse und Kräutern. Wenn Sie diesen Rat befolgen und Art und Qualität der Produkte sorgfältig wählen, werden Sie über Ihre Ernährung die wichtigsten Salvestrole aufnehmen. Ernähren Sie sich, soweit möglich, von Bio-Produkten.

Dies ist die leicht einzuhaltende ‚Grün-und-Rot-Diät', bei der der herzhafte Hauptgang aus grünem Gemüse und Kräutern und der Nachtisch aus roten Früchten besteht. Es ist kein Zufall, dass wir Menschen am liebsten zuerst herzhafte und erst anschließend süße Nahrungsmittel zu uns nehmen. Wir sind der Auffassung, dass sich diese geschmackliche Vorliebe im Laufe der Evolution entwickelt hat, um die Aufnahme und die Aktivierung vitaler Nährstoffe wie der Salvestrole zu maximieren.

Für den herzhaften Hauptgang sollte das Gemüse möglichst schonend zubereitet werden, damit alle Nährstoffe erhalten bleiben. Wenn Sie das Gemüse beispielsweise kochen, verwenden Sie das Kochwasser anschließend für die Zubereitung verschiedener Saucen.

Auch beim Grillen von Gemüse bleiben alle Nährstoffe eines pflanzlichen Nahrungsmittels erhalten, wobei stets die ganze Frucht verwendet werden sollte.

Die Obst- und Gemüsesorten mit dem höchsten Salvestrolgehalt sind nachfolgend aufgelistet:"

Obst:		
alles, was rot ist		Sonstige
Brombeeren	Loganbeeren	Äpfel
Schwarze Johannisbeeren	Maulbeeren	Datteln
Blaubeeren	Pflaumen	Feigen
Cranberrys	Himbeeren	Mangos
Zwetschgen	Rote Johannisbeeren	Birnen
Trauben	Erdbeeren	Ananas
		Tangerinen

Gemüse:		
alles, was grün ist		
Spargel	Salat	Gurken
Dicke Bohnen	Wirsingkohl	Schmorgurken

Brokkoli	Spinat	Flaschenkürbis
Rosenkohl	Brunnenkresse	Speisekürbis
Kohl	Sonstige	Melonen
Mangold	Artischocken (Kugel)	Paprikaschoten (alle Farben)
Chinakohl	Avocado	Speisekürbisse
Gartenerbsen	Bohnensprossen	Rucola (Rauke)
Grüne Bohnen	Brokkoli calabrese	Squash (eine längliche Kürbisart)
Grünkohl	Blumenkohl	Wilde Karotten
Kohlrabi	Sellerie	Zucchini

Kräuter:		
Allgemeine Kräuter	Heilkräuter	
Basilikum	Klette	Wegerich
Minze	Kamille	Rooibusch
Petersilie	Löwenzahn	Hagebutte
Rosmarin	Weißdorn	Helmkraut
Salbei	Zitronenverbene	
Thymian	Mariendistelwurzel	

Die Pflanzenfamilien mit dem höchsten Salvestrolgehalt:

Unter der Pflanzenfamilie der Korbblütler zählen dazu:	
Kugelartischocke	Löwenzahn
Distel	Klette
Mariendistel	Kamille

Unter der Pflanzenfamilie der Rosengewächse zählen dazu:	
Hagebutte	Weißdorn

Unter der Pflanzenfamilie der Kreuzblütengewächse zählen dazu:	
Kohl	
Brokkoli	Sommerkohl
Blumenkohl	Wirsingkohl

Die Grün-und-Rot-Diät wurde mit freundlicher Genehmigung von Professor Gerry Potter verwendet.

ANHANG 4

Artischocken mit Dip

Zutaten:

4 mittelgroße Artischocken	1 gehackte Zwiebel
2 Knoblauchzehen (fein gehackt)	2 EL gehackte frische Minze
½ TL zerkleinerter Rosmarin	¼ Tasse Olivenöl (steingemahlen)
2 EL Zitronensaft	½ Tasse Apfelessig
½ Tasse Wasser	½ TL Meersalz

Die Artischocken unter kaltem Wasser abspülen und etwa 2 cm der oberen Blätter abschneiden. Die dornigen Spitzen der restlichen Blätter mit der Schere entfernen. In einem großen Topf Zwiebel, Knoblauch, Minze und Rosmarin mit dem Öl anschmoren. Zitronensaft, Essig, Wasser und Meersalz zugeben. Die Artischocken in die Brühe geben, den Deckel auf den Topf legen und die Artischocken ca. 40 Minuten leicht köcheln lassen, bis sie gar sind. Die Artischocken in der Brühe abkühlen lassen und mit der Brühe zum Dippen servieren.

DAS GERICHT LIEFERT PRO PERSON 5 SALVESTROL-PUNKTE (BEI VERWENDUNG VON BIO-PRODUKTEN LIEFERT DAS GERICHT 15 PUNKTE PRO PERSON.)

Avocado-Ahdi

Zutaten:

2 kleine Avocados
½ Tasse gehackte rote Paprika
¼ Tasse gehackte grüne Paprika
¼ Tasse gewürfelte wilde Karotten
Abschmecken
Tabasco zum Abschmecken
fein gehackter frischer
Koriander

1 Viertel gehackte rote Zwiebel
10 spanische Oliven - gehackt
Saft von 1 Limette; ½ TL
Meersalz; Pfeffer zum
¼ Tasse gehackte Gurke
¼ Tasse gehackte Tomaten

Die Avocados vorsichtig längs halbieren, die Kerne entfernen und das Fruchtfleisch vorsichtig herausheben. Die Avocadoschalen beiseitelegen. Das Furchtfleisch klein schneiden und zur Seite stellen. Das klein gehackte Gemüse und die Oliven vermischen. Mit Limonensaft, Meersalz, Pfeffer und Tabasco abschmecken. Das Avocadofruchtfleisch hinzugeben und leicht untermischen, dabei das Fruchtfleisch nicht zu sehr zerdrücken. Den Salat in die Avocadoschalen füllen oder auf einem Bett aus frischen Spinatblättern anrichten. Mit etwas Koriander garnieren.

DAS GERICHT LIEFERT PRO PERSON 6 SALVESTROL-PUNKTE (BEI VERWENDUNG VON BIO-PRODUKTEN LIEFERT DAS GERICHT 18 PUNKTE PRO PERSON.)

Frischer Spargel in Buttersauce

Zutaten (für 4 Personen):

2 kg frischer dünner Spargel
1 Tasse Butter
2 frische Knoblauchzehen
2 TL Zitronensaft

1 TL Petersilienflocken
½ TL geriebene Zitronenschale
Petersilienstängel

Die Spargelstangen waschen, die weißen Enden abbrechen und den Spargel schräg in 4–5 cm lange Stücke schneiden. Die Butter in einem Wok oder in einer Pfanne zerlassen. Knoblauch durch die Knoblauchpresse drücken und mit dem Zitronensaft und den Petersilienflocken zu der zerlassenen Butter geben. Alles bei mäßiger Temperatur erhitzen. Den Spargel hinzugeben und das Gemüse unter ständigem Rühren zart knusprig braten. Den Spargel auf vorgewärmten Tellern anrichten. Die geriebene Zitronenschale zur Buttersauce in der Pfanne geben, die Sauce kurz aufkochen und über den Spargel geben. Mit Petersilie garnieren und sofort servieren.

DAS GERICHT LIEFERT PRO PERSON 5 SALVESTROL-PUNKTE (BEI VERWENDUNG VON BIO-PRODUKTEN LIEFERT DAS GERICHT 15 PUNKTE PRO PERSON.).

Artischocke mit Tomaten-Hühnchen

Zutaten (für 6 Personen):

750 g ganze Tomaten

250 g Artischockenherzen

½ Tasse trockener Weißwein

½ Tasse aufgefangener

TL Zitronenschale, gerieben

EL Petersilie, fein gehackt

½ TL Meersalz

¼ TL frisch gemahlener Pfeffer

6 Hähnchenschenkel

Tomatensaft   2

1 TL getrockneter Estragon   2

Tomaten waschen und abtropfen lassen und ½ Tasse Saft auffangen. Tomaten aufschlitzen und die Tomatenkerne entfernen, den Saft abtropfen lassen und das Fruchtfleisch klein schneiden. Tomaten und Artischockenherzen in einen großen Topf geben und bei mäßiger Temperatur erhitzen. Wein und aufgefangenen Tomatensaft hinzufügen und alles zum Kochen bringen. Estragon, Meersalz und Pfeffer unterrühren. Die Hähnchenschenkel nebeneinander auf die Tomaten und die Artischocken legen. Den Deckel auf den Topf legen und ca. 25 Minuten oder etwas länger köcheln lassen (das Hühnerfleisch darf an den Knochen nicht mehr rosa sein). Geriebene Zitronenschale hinzufügen. Die Hähnchenschenkel auf einer Platte anrichten, die Sauce darüber geben und mit Petersilie garnieren.

DAS GERICHT LIEFERT PRO PERSON 6 SALVESTROL-PUNKTE (BEI VERWENDUNG VON BIO-PRODUKTEN LIEFERT DAS GERICHT 18 PUNKTE PRO PERSON.)

INDEX

SYMBOLE

Dooner, xi, 117, 118, 134
Doug Robb, xi
Doxorubicin, 8
dysplastisch, 13, 15, 112

E

Eierstockkrebs, 4, 77, 78, 86, 96, 139
Eisen, 13, 65, 66, 67, 68, 69, 70, 113,
Elliptizin, 17
Emanuel Cheraskin, 56
Empfohlene Tagesdosis (ETD), 55, 64, 66, 113
Enddarm, 141
Enzym, 7, 10, 11, 13, 14, 15, 16, 17, 18, 19, 20, 21, 22, 26, 27, 28, 33, 36, 38, 40, 41, 42, 44, 51, 52, 53, 55, 57, 59, 61, 62, 63, 65, 66, 78, 79, 80, 82, 92, 94, 95, 99, 100, 103, 108, 109, 110, 112, 113, 115, 116, 123, 127, 128, 131, 133, 139,
enzymatisch, 22, 115
Erbsen, 64, 65, 57, 69, 147
Erdbeere, 64, 67, 146
Ernährung, v, viii, 5, 6, 27, 31, 39, 40, 41, 43, 55, 56, 58, 59, 61, 62, 63, 64, 66, 71, 72, 73, 75, 78, 80, 81, 83, 85, 87, 91, 107, 108, 110, 111, 140, 141, 142, 143, 144, 145
EROD Tests, 10
Extraktion, 58, 61, 95

F

Feigen, 65, 67, 69, 146
Fisch ,13, 66, 79
Fleisch, 26, 66, 152
Flutamid, 17
Forschungsgruppe für Anti-Krebswirkstoffe/ Krebsmedikamente, 7, 21, 23, 28, 44, 145
Frances Fuller, xi, 67, 127
Frankreich, 27
Französische Paradoxon, 26, 27
Frosch, 79
Fruchtfliegen, 79
Fungizide, 45, 47, 49, 52, 53
Fußpilz, 81

G

Ganze/gesammte Frucht, 46, 63, 64, 146
Garnelen, 66
Gärung, 49, 51
Gebärmutterkrebs, 139
Geflügel, 66
Gehirn, 4, 14, 22, 35, 138
Gemüse, xiii, 31, 39, 40, 41, 44, 46, 47, 59, 60, 62, 63, 64, 65, 66, 67, 68, 69, 70, 72, 75, 76, 78, 80, 81, 85, 110, 111, 116, 141, 142, 143, 145, 146, 150, 151
Gene, 13
Genom, 1
George Bernard Shaw, 12
Gerry Potter, viii, xi, 6, 7, 8, 9, 20, 21, 22, 23, 24, 25, 26, 27, 28, 29, 32, 36, 37, 40, 44,

Kohlenmonoxid, 19, 52
Kohlenwasserstoff, 27, 116
Kohlrabi, 147
Korbblütler, 147
Krabbenfleisch, 66
Kräuter, 31, 44, 57, 58, 62, 66, 67, 68, 69, 70, 72, 75, 76, 110, 111, 116, 145, 147
Kräuterheilkunde, 31
Krebs, I, iii, viii, xii, 1, 2, 3, 4, 5, 6, 7, 8, 9, 10, 12, 13, 14, 15, 16, 17, 18, 19, 20, 21, 22, 23, 24, 25, 26, 27, 28, 29, 30, 31, 32, 33, 36, 37, 38, 39, 40, 41, 42, 43, 44, 45, 51, 52, 53, 54, 56, 58, 59, 66, 67, 73, 77, 78, 79, 80, 81, 82, 83, 84, 85, 86, 88, 89, 90, 91, 92, 93, 95, 96, 97, 98, 99, 100, 101, 102, 103, 104, 105, 107, 108, 109, 110, 111, 112, 113, 1156, 116, 117, 118, 119, 120, 121, 122, 123, 124, 125, 126, 127, 128, 129, 130, 131, 132, 133, 134, 135, 136, 138, 139, 140, 141, 142, 143, 144, 145
Kreuzblütengewächse, 148
Kühe, 79
Kürbisse, 147

L

Laetrile, 52
Leber, 66, 85, 138
Leicester, 7, 10, 21, 23, 24, 28, 57, 124

Linus Pauling, 82
Lipophil, 31, 35, 80, 83, 113, 115
Loganbeere, 67, 114, 146
Lorna Hancock, xi
Löwenzahn, 147
Luke Daniels, xi
Lunge, 3, 14, 18, 22, 85, 96, 97, 98, 138, 141
Lymphe, 3, 14, 86, 113, 138, 139
Lymphom, 139

M

Magen, 22, 102, 139, 141, 142, 143
Magen-Darm-Trakt, 141
Magnesium, 64, 65, 68, 69, 70
Mais, 65
Mangold, 64, 65, 69, 147
Mangos, 146
Mariendistel, 147
Massenspektrometrie, 94, 114
Maulbeeren, 146
Mäuse, 79
Melanom (sehe auch Hautkrebs), 127, 139
Melonen, 64, 147
Melphalan, 9
Mesotheliom, 78
Metabolismus, 10, 11, 14, 18, 19, 26, 33, 38, 40, 53, 63, 80, 100, 110
Metabolit, 22, 27, 31, 33, 40, 41, 43, 53, 66, 92, 100, 101, 102, 103, 104, 108, 114, 130
Methotrexat, 8, 36
Mike Wakeman, xi
Mikel Iturrioz, xi

R

S

T

Tabak(rauch), 18, 19, 52, 133, 143
Tamoxifen, 17
Tangerinen, 35, 60, 146
Target (Zielort), 1, 13, 15, 22, 84, 126, 135
Taxol, 8
Tegafur, 17
Thunfisch, 66
Thymian, 67, 147
Tomate, 64, 65, 150, 152
Tommy & Irene Kobberskov, xi
Toxizität, 8, 10, 11, 23
Trauben, 27, 49, 50, 51, 67, 115, 116, 146
Trester, 50, 116
Truthahn, 66
Tumor, 3, 4, 7, 8, 14, 16, 17, 18, 29, 30, 33, 41, 42, 54, 63, 73, 94, 95, 104, 105, 126, 128, 130, 132, 134, 138
Tumormarker, 1, 12, 13, 136

U

Umwelt(-Karzinogene), 10, 18, 20
Universität Aberdeen, 10, 14
Universität London, 7, 10
Universität Manchester, 7
Universität Sunderland, 10
Universität Surrey, 10
Universität Victoria, 161

V

Verbindungen, 8, 11, 26, 35, 112, 115
Vitamin B3, 64, 68
Vitamin C, 66, 67, 68, 69, 70
Vitamin H, 55, 63
Voltaire, 77

W

Wegerich, 147
Weichteilsarkome, 14, 139
Weißdorn, 147, 148
Wirsingkohl, 146, 148
Wolfsbeere,, 67
World Cancer Research Fund, 142
Weltgesundheitsorganistion (WHO), 39, 43, 143, 144

Z

Zimt, 67
Zitrone, 67, 149, 151, 152
Zitronenverbene, 147
Zucchini, 147
Zwetschgen, 146
zytotoxisch, 17, 116

DER AUTOR

Der Autor studierte in Victoria (B.C., Kanada) und Oxford (England) und erwarb den B.Sc. und den M.Sc. an der Universität Victoria und den wissenschaftlichen Doktorgrad D.Phil. an der Universität am Wolfson College in Oxford (England). Nach seinem Studium kehr-te er nach Kanada zurück. Nach zweijähriger Tätigkeit als Forschungsmitarbeiter in Ottawa zog er nach Victoria, wo er derzeit mit seiner Frau und seinen zwei Kindern lebt. Seine Liebe zu England blieb bestehen und er reist regelmäßig dorthin. Er hat zahlreiche Veröffentlichungen zu Themen wie Psychometrik, Mustererkennung, visueller Wahrnehmung, Wissenserwerb, künstlicher Intelligenz, Labormedizin und Krebsforschung herausgegeben und zu diesen Themen mehrfach Vorträge gehalten. Der Autor sitzt in den Vorständen verschiedener Firmen in Kanada und England.

www.ingramcontent.com/pod-product-compliance
Lightning Source LLC
Chambersburg PA
CBHW072244270326
41930CB00010B/2261